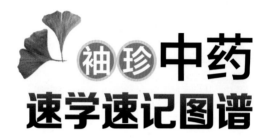

袖珍中药
速学速记图谱

赵 昌 王满恩 徐 翔 编著

U0230891

化学工业出版社
·北京·

本书精选了常用中药饮片400余种，每一种饮片都配有特征清楚、颜色真实的图片，每幅图片均有标尺，以示饮片的实际大小，并对细小的子实类药材、细微特征放大显示，令读者一目了然。为使初学者快速辨识饮片，作者将每种饮片的主要鉴别点归纳为琅琅上口的简明口诀，只需记住一两句口诀就能识别常见的中药饮片。本书适用于中医中药专业学生、从事中药鉴定和中药房的工作人员及中药爱好者。

图书在版编目（CIP）数据

袖珍中药速学速记图谱 / 赵昌，王满恩，徐翔编著. —北京：化学工业出版社，2016.8（2024.1重印）
ISBN 978-7-122-27490-8

Ⅰ.①袖⋯ Ⅱ.①赵⋯②王⋯③徐⋯ Ⅲ.①中草药-图集 Ⅳ.①R282-64

中国版本图书馆CIP数据核字（2016）第146830号

责任编辑：李少华　　　　　　　　封面设计：关　飞
责任校对：王素芹

出版发行：化学工业出版社（北京市东城区青年湖南街13号　邮政编码100011）
印　　装：盛大（天津）印刷有限公司
880mm×1230mm 1/64　印张6¼　字数253千字　2024年1月北京第1版第8次印刷

购书咨询：010-64518888　　售后服务：010-64518899
网　　址：http://www.cip.com.cn
凡购买本书，如有缺损质量问题，本社销售中心负责调换。

定　　价：29.80元　　　　　　　　　　　版权所有　违者必究

苦参

【来源】豆科植物苦参的干燥根。

【口诀】苦参皮卷苦。

【说明】1.皮卷：苦参外皮薄，多破裂反卷，易剥落。

2.苦：味极苦。

【功效】苦，寒。清热燥湿，杀虫，利尿。

【验方】苦参100g，用水2500ml，煎取1500ml，洗患处，日三次，可治疗皮肤瘙痒或皮肤溃疡。

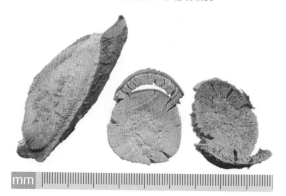

一、根及根茎类

黄芪

【来源】豆科植物蒙古黄芪或膜荚黄芪的干燥根。

【口诀】黄芪黄白甜豆味。

【说明】1.黄白：黄芪皮部黄白色，木部淡黄色。

2.甜豆味：味甜，具豆腥味。

【功效】甘，温。补气升阳，固表止汗，利水消肿，生津养血，行滞通痹，托毒排脓，敛疮生肌。

【验方】黄芪60g，防风30g，白术60g，粉碎成末，枣汤送服9g，日二服，可预防感冒。

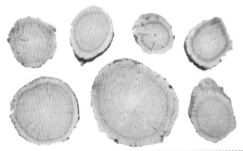

索　引

十、矿石类

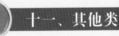

十一、其他类

八、菌藻类

九、动物类

七、草类

五、花类

六、果实种子类

三、皮类

四、叶类

二、茎木树脂类

目录

一、根及根茎类

情况，本书只提及少部分，如欲登堂入室，还须读其他真伪鉴定的专著。

识别中药的目的就是为了治病时用药无误，特甄选一些单方、验方，方便广大读者使用。

作者首次编写这方面的书，前无借鉴，水平有限，自知错谬难免，恳望读者指正，片言之赐，皆是吾师。

作者

联系地址：山西生物应用职业技术学院中药系
邮　箱：zczhaochang@yahoo.com.cn

2016年4月6日

编者的话

亲爱的读者，如果你是在学习中药，如果你是在中药房实习，如果你是中药爱好者——这本书可能对你有用，它能帮你在短时间认识几百种中药，方法是这样的：

首先看照片，按图索骥，你会认识一些特征明显的药。

其次看口诀，口诀是帮你抓住每味药的主要鉴别点。一药几个字，好记也不难懂。有的特征看照片已经能解决的，口诀一般就不提了。

第三看"说明"，"说明"主要是解释口诀的，有的还说一点其他的鉴别点和注意事项。

看完口诀、说明再看照片，印象更深，记忆效果更好。如果你用心，一天用2小时专心学习，不用一个月，就能认识400余种常见药，而且能说出每个药的特征，令人佩服——这不是作者的想象，我是教中药鉴定的老师，我在教学中用此法，使许多学生做到了快速认药。

不过，这本书只是入门的工具，用的方法是性状鉴别，识别的也都是正品。中药目前有许多作假、掺假的

甘草

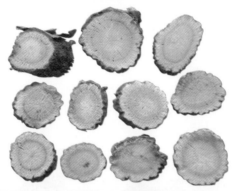

mm ||||||||||||||||||||||||||||||||||||||||||||||||||||||||||||

【来源】豆科植物甘草、胀果甘草或光果甘草的干燥根及根茎。

【口诀】甘草味特甜。

【说明】味特甜：甘草味甜而特殊。

【功效】甘，平。补脾益气，祛痰止咳，缓急止痛，清热解毒，调和诸药。

【验方】甘草、白芍各40g，水煎服，日一剂，分二服，可治疗多种急性痛症。

麻黄根

【来源】麻黄科植物草麻黄或中麻黄的干燥根及根茎。

【口诀】麻黄根皮糙易裂。

【说明】1.皮糙：麻黄根外皮粗糙，易成片状剥落。

2.易裂：木部易撕裂。

3.麻黄根饮片与甘草饮片都是红皮黄心，但甘草甜，麻黄根微苦。

【功效】甘，平。固表止汗。

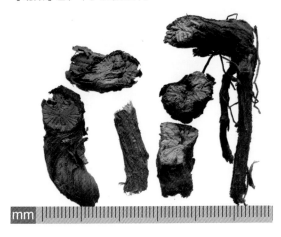

mm

银柴胡

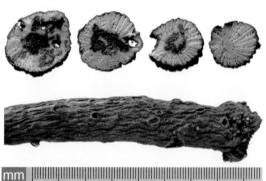

【来源】石竹科植物银柴胡的干燥根。

【口诀】银柴胡，皮甚薄，黄白间，味微甜。

【说明】1.皮甚薄：皮部甚薄。

2.黄白间：黄白间，木部有黄、白色相间的放射状纹理。

3.味微甜：银柴胡味微甜。

【功效】甘，苦，凉。清虚热，除疳热。

党参

【来源】桔梗科植物党参、素花党参或川党参的干燥根。

【口诀】党参软，胶香甜。

【说明】1.软：党参质地柔软。

2.胶：支根断落处常有黑褐色胶状物。

3.香：有特殊香气。

4.甜：味甜，似奶糖。

【功效】甘、平。补脾肺气，补血，生津。

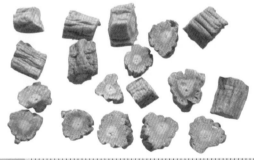

板蓝根

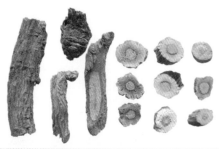

mm |||||||||||||||||||||||||||||||||||||||||||||||||||||||||||||||||||||||||||||

【来源】十字花科植物菘蓝的干燥根。

【口诀】板蓝根花心萝卜。

【说明】1.花心：皮部黄白木部黄，有菊花心样纹理。

2.萝卜：口尝有萝卜味。

【功效】苦，寒。清热解毒，凉血，利咽。

【验方】板蓝根15g、甘草5g，洗净，以水500ml，文火煎之，浓缩至100ml，去渣服用，日一服，可治疗风热感冒。

牛膝

【来源】苋科植物牛膝的干燥根。

【口诀】牛膝角质二四轮

【说明】1.角质：牛膝质地略呈角质样而油润。

2.二四轮：中心维管束木质部较大，黄白色，其外周散有多数黄白色点状维管束，断续排列成2~4轮。

【功效】苦、酸、平。补肝肾，强筋骨，逐瘀通经，引血下行。

【验方】牛膝30g，苍术20g，黄柏10g，水煎服，日一剂，分三服，可治疗湿热下注引起的足膝关节红肿疼痛重着、腰痛、乏力、纳呆及带下色黄、味臭、阴部瘙痒、小便短赤。

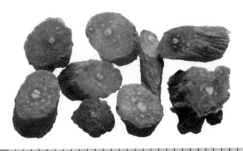

川牛膝

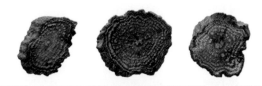

mm |||||||||||||||||||||||||||||||||||||||||||||||||||

【来源】苋科植物川牛膝的干燥根。

【口诀】川牛膝多同心环。

【说明】多同心环：异型维管束点状排列成4～11轮同心环，比牛膝2~4轮同心环多。

【功效】苦、微苦，平。逐瘀通经，通利关节,利尿通淋。

山豆根

【来源】豆科植物越南槐的干燥根及根茎。

【口诀】山豆根，密放苦。

【说明】1.密：山豆根断面具致密的放射状纹理。

2.苦：味极苦。

【功效】苦，寒；有毒。清热解毒，利咽消肿。

【验方】山豆根一片，含于痛处可治疗牙疼。此药有较强的毒副作用，不可过量。

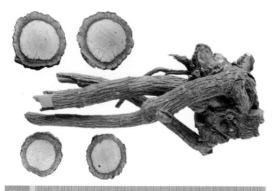

北豆根

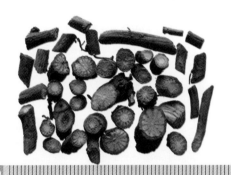

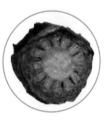

【来源】防己科植物蝙蝠葛的干燥根茎。

【口诀】北豆根，苦车轮。

【说明】1.苦：北豆根味极苦。

2.车轮：北豆根断面皮部薄，木部呈放射状，中部有小型圆髓，很像车轮。

【功效】苦，寒；有小毒。清热解毒，祛风止痛。

北沙参

【来源】伞形科植物珊瑚菜的干燥根。

【口诀】北沙参，无皮深圈味微甘。

【说明】1.无皮：北沙参采收后就被除去外皮，所以无皮，表面淡黄白色。

2.深圈：北沙参断面有一深色环圈（形成层环）。

3.味微甘：北沙参味微甘。

【功效】甘、微苦，微寒。养阴清肺，益胃生津。

【验方】沙参15g，冰糖15g，水煎服，日一剂，顿服，可治疗肺阴虚所致的干咳。

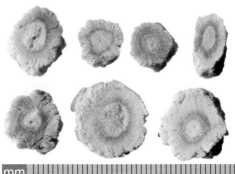

mm

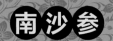

南沙参

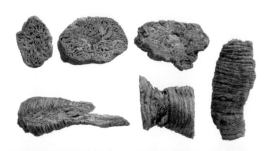

【来源】桔梗科植物轮叶沙参或沙参的干燥根。

【口诀】南沙参，"冻豆腐"。

【说明】"冻豆腐"：南沙参断面满布不规则裂隙，很像冻豆腐的断面。

【功效】甘，微寒。养阴清肺，益胃生津，补气，化痰。

白芍

【来源】毛茛科植物芍药的干燥根。

【口诀】白芍白滑瓷。

【说明】1.白: 白芍类白色或棕红色。

2.滑: 质硬光滑。

3.瓷: 饮片碰撞有瓷器音。

【功效】苦、酸，微寒。养血敛阴，柔肝止痛，平抑肝阳。

【验方】白芍36g，郁金24g，水煎服，日一剂，顿服，可治疗气郁津停的小便不通。

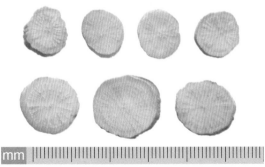

mm |||||||||||||||||||||||||||||||||||||||||||||||||||||||||||||

赤芍

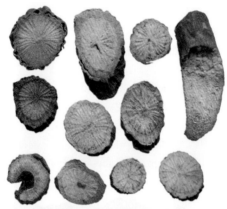

mm |||||||||||||||||||||||||||||||||||||||||||||||||||||||||||

【来源】毛茛科植物芍药或川赤芍的干燥根。

【口诀】赤芍糟皮粉茬有香气。

【说明】1.糟皮：表面粗糙，外皮易脱落。

2.粉茬：断面粉白色或粉红色，具放射状纹理。

3.香气：有特异香气，味微苦，酸涩。

【功效】苦，微寒。清热凉血，散瘀止痛。

地榆

【来源】蔷薇科植物地榆或长叶地榆的干燥根。

【口诀】地榆皮黑肉黄味苦涩。

【说明】1.皮黑肉黄：地榆外皮黑色，内里的皮部、木部都是黄色。

2.味苦涩：地榆味苦涩，尤其涩味明显。

【功效】苦、酸、涩，微寒。凉血止血，解毒敛疮。

【验方】将地榆焙干研成极细粉末；另将麻油煮沸，然后迅速投入地榆粉，搅拌使成糊状，盛于消毒缸内备用。用时将药糊直接涂于创面，可以治疗烫伤、湿疹、皮肤溃烂等证。

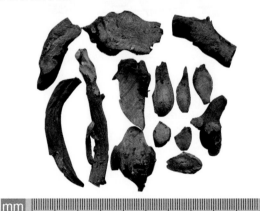

mm

木香

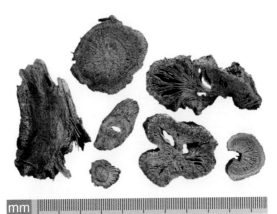

mm |||||||||||||||||||||||||||||||||||||||||||||||||

【来源】菊科植物木香的干燥根。

【口诀】木香特香。

【说明】特香：木香有特异香气。

【功效】辛、苦，温。行气止痛，健脾消食。

【验方】苦参1000g，广木香600g，生甘草150g，研成细末，水泛为丸。日三服，每服6.5g，治疗血痢、热痢（急性腹泻）。

防己

【来源】防己科植物粉防己的干燥根。

【口诀】防己苦粉，稀断二不纹。

【说明】1.苦：防己味很苦。

2.粉：防己粉性强，一刮断面直掉白粉。

3.稀断二不纹：防己断面有稀疏的、断续的、不等距、不等长的放射状纹理。

【功效】苦、寒。祛风湿，止痛，利水消肿。

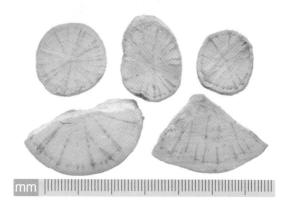

续断

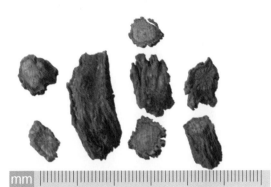

mm ||||||||||||||||||||||||||||||||||||||||||||||||||||||||||||||||||||||

【来源】川续断科植物川续断的干燥根。

【口诀】续断灰，皮髓味。

【说明】1.灰：续断外皮灰褐色（新鲜的个子货外皮黄褐色，饮片基本都呈灰褐色）——可与红大戟区别。

2.皮髓味：①皮部边缘色浅（棕色），内层色深（褐色或黑褐色，发绿头）；②木部放射状纹理密集，中部有髓（没有射线的部位，双子叶植物的根有髓的很少）；③味苦、微甜而后涩——这些可与百部、川牛膝区别。

【功效】苦、辛，微温。补益肝肾，强筋健骨，止血安胎，疗伤续折。

丹 参

【来源】唇形科植物丹参的干燥根及根茎。

【口诀】丹参角质裂隙。

【说明】1.丹：表面与皮部均是棕红色，皮部略深。

2.裂隙：直径0.3～1cm，断面有放射状裂隙的是野生的。

3.角质：直径0.5～1.5cm，断面角质样的是家种的。

【功效】苦，微寒。活血调经，祛瘀止痛，凉血消痈，除烦安神。

【验方】丹参研成细末，用黄酒冲服丹参粉5g，日二服，可治疗血热瘀滞的月经不调，经闭痛经及产后瘀滞腹痛。

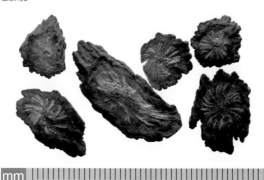

mm

山药

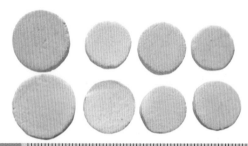

mm |||||||||||||||||||||||||||||||||||||||||||||||||||||||||||||

【**来源**】薯蓣科植物薯蓣的干燥根茎。

【**口诀**】山药散筋。

【**说明**】散筋：断面白色，粉性，散有多数棕色筋脉小点。

【**功效**】甘，平。补脾养胃，生津益肺，补肾涩精。

【**验方**】山药、芡实、薏苡仁等份粉碎混合，每服50g，煮粥食之，可治疗脾胃不和，气血不足。

巴戟天

【来源】茜草科植物巴戟天的干燥根。

【口诀】巴戟天，皮厚紫甘。

【说明】1.皮厚：巴戟天皮部厚，约占断面直径2/3。中空或皮木部分离，露出木部。

2.紫：巴戟天皮部紫色。

3.甘：味甘而微涩。

【功效】甘、辛，微温。补肾助阳，祛风除湿。

【验方】巴戟天、怀牛膝各等量，用约10倍的白酒浸泡，每饮30ml，可治疗肾阳虚衰引起的阳痿，腰膝酸软，下肢无力。

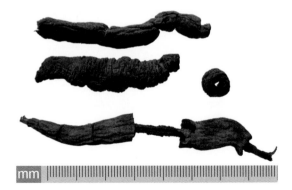

mm

白前

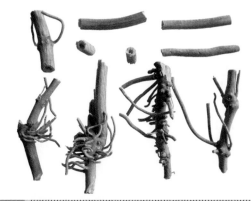

mm |||||||||||||||||||||||||||||||||||||||||||||||||||||||||||||

【来源】萝藦科植物柳叶白前或芫花叶白前的干燥根茎及根。

【口诀】白前甜，鹅毛管。

【说明】1.甜：白前味微甜。

2.鹅毛管：根茎粗细和中空类似鹅翅上的翎毛管。

【功效】辛、苦，微温。降气化痰。

芦根

【来源】禾本科植物芦苇的新鲜或干燥根茎。

【口诀】芦根光节孔环列。

【说明】1.光节：表面有光泽和环节。

2.孔环列：壁有小孔排列成环。

【功效】甘，寒。清热泻火，生津止渴，除烦，止呕，利尿。

【验方】生芦根50g，洗净，以水600ml，煎取300ml，去渣，放入红米50g，煮粥食之，可以治小儿呕吐，心烦热。

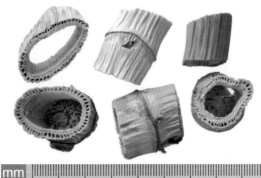

mm

白茅根

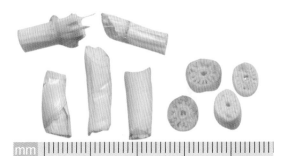

mm |||||||||||||||||||||||||||||||||||||||||||||||

【来源】禾本科植物白茅的干燥根茎。

【口诀】白茅根，孔孔甜。

【说明】1.孔孔：白茅根断面一圈小孔围着中间一个大孔。

2.甜：白茅根口尝味甜。

【功效】甘，寒。凉血止血，清热利尿，清肺胃热。

【验方】白茅根、石韦各50g，水煎服，日一剂，分二服，可治疗小便淋沥涩痛。

胡黄连

【来源】玄参科植物胡黄连的干燥根茎。

【口诀】胡黄连，黑白黑，有苦味。

【说明】1.黑白黑：胡黄连断面皮部黑色，木部白色
（由4～10个类白色小点排列成环），髓部黑色。

2.有苦味：胡黄连极苦，舔一下断面就能感到。

【功效】苦，寒。退虚热，消疳热，清热燥湿，泻火
解毒。

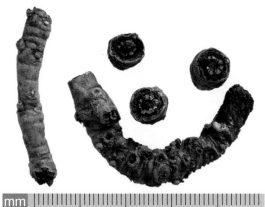

拳 参

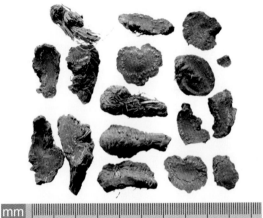

```
mm |||||||||||||||||||||||||||||||||||||||||||||||
```

【来源】蓼科植物拳参的干燥根茎。

【口诀】拳参红，一圈小白点。

【说明】1.红：拳参断面浅棕红色。

2.一圈小白点：有黄白色点状维管束排列成一环。

【功效】苦、涩，微寒。清热解毒，凉血止血，镇肝息风。

仙茅

【来源】石蒜科植物仙茅的干燥根茎。

【口诀】仙茅根痕小圆孔，小木心里筋脉点。

【说明】1.根痕小圆孔：仙茅须根痕呈小圆孔状。圆孔周围有突起环圈。

2.小木心里筋脉点：断面木心小，其中筋脉点散在。

【功效】辛，热；有毒。温肾壮阳，祛寒除湿。

【验方】仙茅9g，淫羊藿9g，巴戟天9g，当归9g，黄柏6g，知母6g。水煎服，日一剂，分二服，可治疗更年期综合征之肾精不足证(可见腰酸、膝软、尿频、头晕、目眩、耳鸣、脉沉细)和相火妄动证(可见烘热、汗出、五心烦热、烦躁易怒、口干、便艰、失眠多梦、舌红、虚火上炎)。

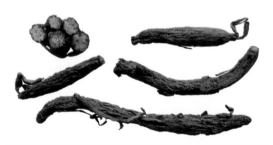

mm

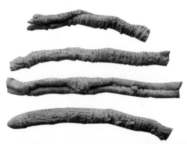

mm

【来源】远志科植物远志或卵叶远志的干燥根。

【口诀】远志横纹刺喉。

【说明】1.横纹：远志表面密布横皱纹，断面中空。有纵向刀痕。

2.刺喉：味苦、微辛，嚼之有刺喉感。

【功效】苦，辛，温。安神益智，祛痰开窍，消散痈肿。

【验方】远志、石菖蒲等份研末，热水冲服，每服9g，日二服，可治疗老年健忘。

常山

【来源】虎耳草科植物常山的干燥根。

【口诀】常山圆边，密纹粉。

【说明】1.圆边：常山饮片边缘不规则，但突出部分都呈圆形。

2.密纹：断面有放射状细密的纹理。

3.粉：折断时粉尘飞扬。

【功效】苦、辛，寒。涌吐痰涎，截疟。

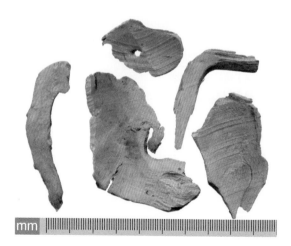

穿山龙

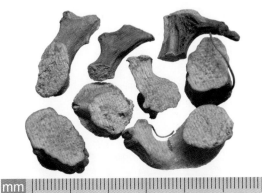

mm |||||||||||||||||||||||||||||||||||||||||||||||||||||

【来源】薯蓣科植物穿龙薯蓣的干燥根茎。

【口诀】穿山龙扎手，筋脉点。

【说明】1.扎手：穿山龙表面刺状残根摸之扎手。刺状残根甚多，几乎每片饮片上都有。

2.筋脉点：断面有多数淡棕色维管束小点散在，习称"筋脉点"。

【功效】苦,微寒。祛风湿，活血通络，清肺化痰。

白头翁

【来源】毛茛科植物白头翁的干燥根。

【口诀】白头翁环列蛛网。

【说明】1.白头：根头部有白绒毛。

2.环裂：断面黄色，皮部环状裂隙。

3.蛛网：木部有蜘蛛网状纹理。

【功效】苦，寒。清热解毒，凉血止痢。

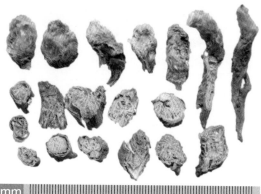

mm

桔梗

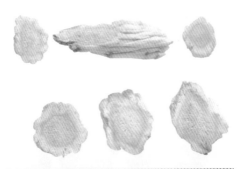

mm |||||||||||||||||||||||||||||||||||||||||||||||||||||||

【来源】桔梗科植物桔梗的干燥根。

【口诀】桔梗金井玉栏滑甜苦。

【说明】1.金井：木部淡黄白，有放射状纹理及裂隙。

2.玉栏：皮部类白色，有裂隙。

3.滑：水泡后表面滑腻。

4.甜苦：味微甜后苦。

【功效】甘，平。宣肺，祛痰，利咽，排脓。

【验方】桔梗10g，甘草20g，水煎服，日一剂，分二服，可治疗咽喉肿痛，咳吐浓痰，咽干不渴。

高良姜

【来源】姜科植物高良姜的干燥根茎。

【口诀】高良姜红姜。

【说明】1.红：高良姜表面、断面都是棕红色。

2.姜：有姜样的香气和辛辣味。

【功效】辛，热。散寒止痛，温中止呕。

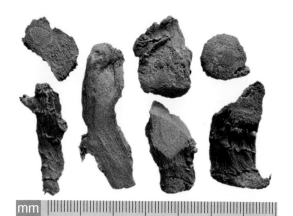

mm

骨碎补

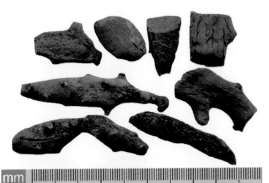

mm

【来源】水龙骨科植物槲蕨的干燥根茎。

【口诀】骨碎补，红棕疏松点成环。

【说明】1.红棕疏松：骨碎补断
面红棕色，质疏松。扁平长条
状，表面具凹凸的圆形叶痕。

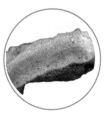

2.点成环：断面小点（维管束）
排列成1个环圈。

【功效】苦，温。活血续伤，
补肾强骨。

石菖蒲

【来源】天南星科植物石菖蒲的干燥根茎。

【口诀】石菖蒲，气芳香。

【说明】气芳香：石菖蒲有好闻的浓烈芳香气味。

【功效】辛、苦，温。开窍醒神，化湿和胃，宁神益智。

【验方】石菖蒲9g，远志9g，人参3g，茯苓15g，日一剂，分二服，可治疗老年性健忘。

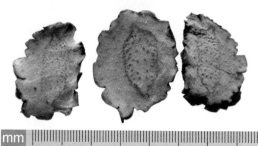

九节菖蒲

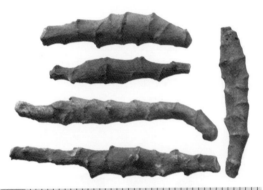

cm |||||||||||||||||||||||||||||||||

【来源】毛茛科植物阿尔泰银莲花的根茎。

【口诀】九节菖蒲有九节，一圈小点无香气。

【说明】1.有九节：九节菖蒲表面有九个交错突起的节。

2.一圈小点：断面淡黄色小点（维管束）6～12个排成一环。

3.无香气：九节菖蒲没有香气——与石菖蒲区别。

【功效】辛，温。开窍豁痰，祛风，宣湿醒脾，解毒。

玉竹

【来源】百合科植物玉竹的干燥根茎。

【口诀】玉竹玉竹。

【说明】1.玉：表面半透明，断面角质样。

2.竹：有环节，圆点状须根痕，味甜。

【功效】甘，平。养阴润燥，生津止渴。

【验方】玉竹60g，水煎服，日一剂，分三服，可治疗发热口干，小便涩。

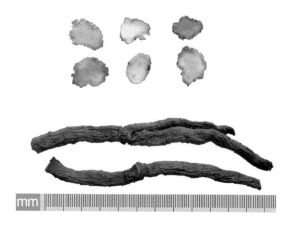

知母

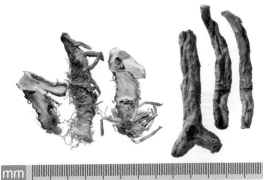

【来源】百合科植物知母的干燥根茎。

【口诀】知母金包头，环纹加纵沟。

【说明】1.金包头：知母一端有浅黄色茎叶残痕。

2.环纹：表面具紧密排列的环状节。

3.纵沟：知母的上面（没有须根痕的一面）有一纵沟。

4.知母分毛知母、知母肉（去毛）两种，上述是知母肉饮片的特征，毛知母表面密生黄棕色的毛（残存叶基）。

【功效】苦、甘、寒。清热泻火，生津润燥。

【验方】知母15g，贝母30g，生姜1片，水煎服，日一剂，分二服，可治疗肺热咳嗽，咳吐黄痰。

黄芩

【来源】唇形科植物黄芩的干燥根。

【口诀】黄芩黄苦。

【说明】1.黄：黄芩断面黄色。

2.苦：味苦。

【功效】苦，寒。清热燥湿，泻火解毒，止血，安胎。

【验方】黄芩30g，炙甘草20g，白芍20g，大枣12枚，用水2000ml，煎取500ml，分三服，可治疗下利、心下痞，腹拘急。

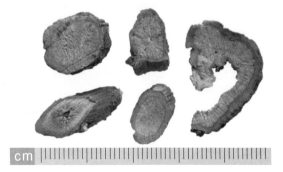

苍术

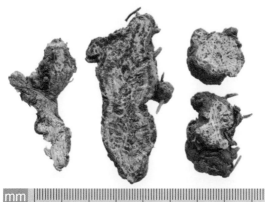

mm |||||||||||||||||||||||||||||||||||||||||||||||||||||||||||||||||||||||||||

【来源】菊科植物茅苍术或北苍术的干燥根茎。

【口诀】苍术香，朱砂点。

【说明】1.香: 苍术有特异香气。

2.朱砂点: 断面黄白色，有多数棕红色油室，习称"朱砂点"。

【功效】辛、苦，温。燥湿健脾，祛风散寒。

【验方】苍术9g，厚朴6g，陈皮9g，甘草3g，水煎服，日一剂，分二服，可治疗胸腹胀满，口淡不渴，不思饮食，或有恶心呕吐，大便溏泻，困倦嗜睡，舌不红，苔厚腻的脾虚湿困证。

【来源】百合科植物云南重楼或七叶一枝花的干燥根茎。

【口诀】重楼粉白散小点。

【说明】1.粉白：断面白色平坦，粉性或角质。

2.散小点：切面可见散在的小点。

【功效】苦，微寒；有小毒。清热解毒，消肿止痛，凉肝定惊。

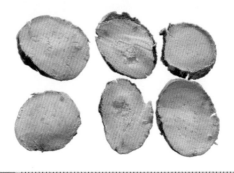

mm ||||||||||||||||||||||||||||||||||||||||||||||||||||||||||||||||||||

虎杖

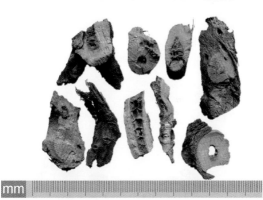

mm

【来源】蓼科植物虎杖的干燥根茎及根。

【口诀】虎杖木广髓空隔。

【说明】1.木广：外皮棕褐色，木部宽广，棕黄色。

2.髓空隔：根茎髓中有隔或呈空洞状。

【功效】微苦，微寒。利湿退黄，清热解毒，散瘀止痛，止咳化痰。

千年健

【来源】天南星科植物千年健的干燥根茎。

【口诀】千年健针香。

【说明】1.针：千年健断面有多数黄色针状纤维束，又名"一包针"。

2.香：有特异清香气。

【功效】苦、辛，温。祛风湿，健筋骨。

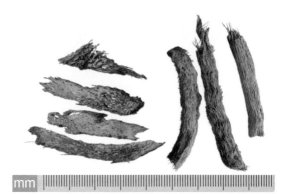

藕节

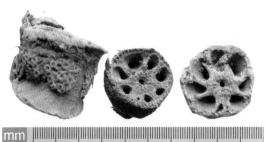

mm ||||||||||||||||||||||||||||||||||||||||||||||||||||||||||||||||||||||||||||

【来源】睡莲科植物莲的干燥根茎节部。

【口诀】藕节多孔。

【说明】多孔：藕节短圆柱形，断面有许多孔洞。

【功效】甘、涩、平。收敛止血，化瘀利尿。

白芷

【来源】伞形科植物白芷或杭白芷的干燥根。

【口诀】白芷白香环圆方。

【说明】1.白: 白芷断面白色。

2.香: 有浓烈香气。

3.环圆方: 形成层环棕色，近方形或近圆形。

【功效】辛，温。解表散寒，祛风止痛，通鼻窍，燥湿止带，消肿排脓。

【验方】鲜白芷（切）1000g，用黄酒2000ml，将白芷煎如膏状，每服6g，日二服；同时每日取白芷膏10g，摊布上，敷于患处，可治疗膝关节肿痛，脉沉。

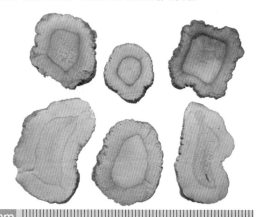

mm

紫草

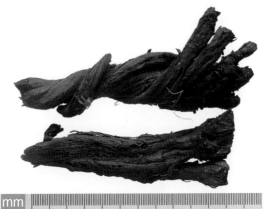

mm |||||||||||||||||||||||||||||||||||||||||||||||||||||||||||||||||||||||||||||

【来源】紫草科植物新疆紫草或内蒙紫草的干燥根。

【口诀】紫草紫片。

【说明】1.紫：表面紫红色。

2.紫片：皮部疏松，呈条形片状，常十余层重叠，易剥落，木部细小。

【功效】甘、咸，寒。清热凉血，活血，解毒透疹。

【来源】龙胆科植物秦艽、麻花秦艽、粗茎秦艽或小秦艽的干燥根。

【口诀】秦艽毛，黑皮苦。

【说明】1.毛：秦艽饮片中可见毛样残存叶鞘。

2.黑皮：秦艽表面有许多沟槽，沟槽里有残存的黑皮。

3.苦：味极苦。

【功效】辛、苦，平。祛风湿，通络止痛，退虚热，清湿热。

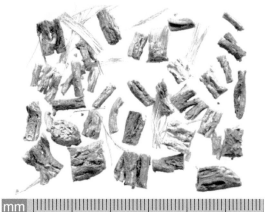

mm

柴 胡

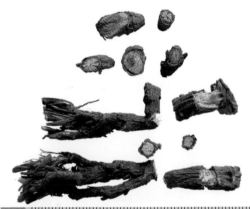

【来源】伞形科植物柴胡或狭叶柴胡的干燥根。按性状不同，分别习称"北柴胡"及"南柴胡"。

【口诀】北柴环圈南败油。

【说明】1.北柴环圈：断面具多层环圈。

2.南败油：南柴胡具有败油气。

【功效】苦，微寒。解表退热，疏肝解郁，升举阳气。

【验方】柴胡30g，香附30g，川芎15g，研成细粉，每服9g，日二服，可治疗耳聋。

漏芦

【来源】菊科植物祁州漏芦的干燥根。

【口诀】漏芦黑黄黑，菱形纹。

【说明】1.黑黄黑：漏芦外皮和皮部灰黑色，木部黄色，髓又是黑色，有裂隙。形成"黑-黄-黑"的状态。

2.菱形纹：漏芦表面有菱形纹理。

【功效】苦，寒。清热解毒，消痈散结，通经下乳，舒筋通脉。

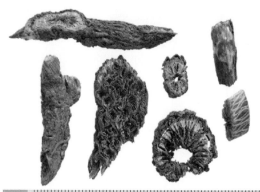

mm

三七

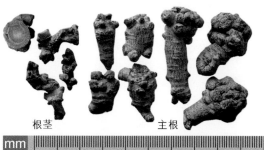

根茎   主根

mm

【来源】五加科植物三七的干燥根及根茎。

【口诀】三七参，味似参，头部瘤，皮肉分。

【说明】1.三七参：三七又名"三七参"。

2.味似参：三七味苦带甜，有土
腥气，跟人参非常像。

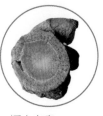

3.头部瘤：顶端有茎痕，周围有
瘤状突起。

4.皮肉分：皮部与木部在敲打后
易分离。

【功效】甘、微苦，温。化瘀止血，活血定痛。

【验方】三七10g，生地30g，两者研粉混合外用，可
治疗外伤出血。

三棱

【来源】黑三棱科植物黑三棱的干燥块茎。

【口诀】三棱刀痕胡茬根。

【说明】1.刀痕：三棱表面有刀削痕。

2.胡茬根：表面环节上有残存须根，状如胡茬。

【功效】辛、苦，平。破血行气，消积止痛。

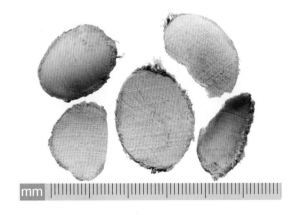

莪术

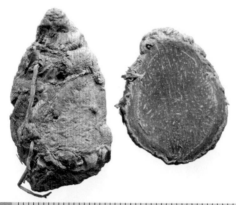

mm |||||||||||||||||||||||||||||||||||||||||||||||||||||||||

【来源】姜科植物蓬莪术、广西莪术或温郁金的干燥根茎。后者习称"温莪术"。

【口诀】莪术黑，白圈点。

【说明】1.黑：莪术断面灰黑色。

2.白圈点：断面上有一白圈（内皮层环），环内有许多小白点（维管束）。

【功效】辛、苦，温。行气破血，消积止痛。

制川乌

【来源】毛茛科植物乌头的干燥母根炮制加工品。

【口诀】制川乌，根痕钉角环成线。

【说明】1.根痕钉角：制川乌的根痕呈圆锥形，俗称"钉角"。

2.环成线：川乌的形成层环纹呈细线状。

【功效】辛、苦，热；有大毒。祛风湿，温经止痛。

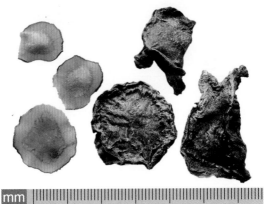

mm

制草乌

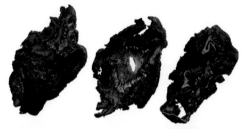

cm |||||||||||||||||||||||||||||||||||||||||||||||||

【来源】毛茛科植物北乌头的干燥块根炮制加工品。

【口诀】制草乌，根痕铁丝环成片。

【说明】1.**根痕铁丝**：制草乌的根痕呈细圆柱形，像细铁丝。

2.**环成片**：草乌的形成层环比川乌粗，呈片状。

【功效】辛、苦，热。有大毒。祛风湿，温经止痛。

附子

【来源】毛茛科植物乌头的子根加工品。

【口诀】附子片味淡。

【说明】<u>味淡</u>：生附子有辣味，必须在产地加工至味淡才能入药。

【功效】辛、甘，大热；有毒。回阳救逆，补火助阳，散寒止痛。

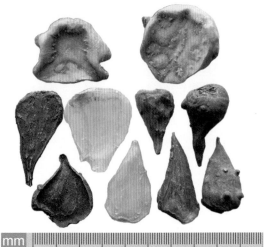

mm

甘松

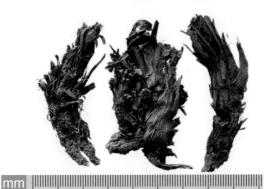

```
mm ||||||||||||||||||||||||||||||||||||||||||||||||||||||||||||||||
```

【来源】败酱科植物甘松（甘松香）或匙叶甘松的干燥根及根茎。

【口诀】甘松松臭。

【说明】1.松：甘松疏松易碎，常呈裂片状。

2.臭：味臭。

【功效】辛、甘，温。理气止痛，开郁醒脾。

红大戟

【来源】茜草科植物红大戟的干燥块根。

【口诀】红大戟，皮红木黄味甘辛。

【说明】1.**皮红**：红大戟外皮红褐色或红棕色；断面皮部外缘红褐色或黄棕色，发红头；内层常发黑。

2.**木黄**：木部黄棕色。

3.**味甘辛**：味甘微辛，以甘为主。此物有小毒，尝后勿咽，漱口。

【功效】泻水逐饮，攻毒消肿散结。

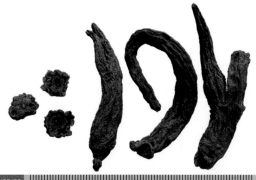

mm

玄参

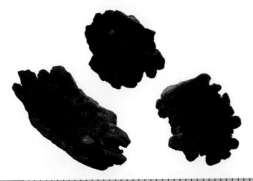

cm ||||||||||||||||||||||||||||||||||||||||

【来源】玄参科植物玄参的干燥根。

【口诀】玄参黄皮黑肉焦糖气。

【说明】1.黄皮：玄参表面灰黄色。

2.黑肉：断面黑色，中间偶见白色心。

3.焦糖气：嗅之有焦糖气。

【功效】甘、苦、咸，微寒。清热凉血，泻火解毒，滋阴。

【验方】玄参15g，麦冬15g，生地15g，肉桂1g，水煎服，日一剂，分二服，可治疗虚火上炎所致的鼻衄。

百部

【来源】百部科植物直立百部、蔓生百部或对叶百部的干燥块根。

【口诀】百部沟角苦。

【说明】1.沟：百部表面有不规则的深纵沟。

2.角：断面角质样。

3.苦：味苦。

【功效】甘、苦，微温。润肺下气，止咳，杀虫。

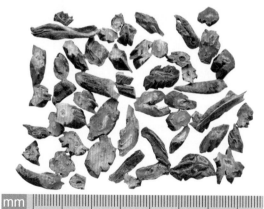

mm ||||||||||||||||||||||||||||||||||||||||||||||||||||||||||||||

白蔹

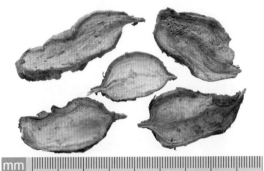

【来源】葡萄科植物白蔹的干燥块根。

【口诀】白蔹松皮边中高。

【说明】1.松皮：白蔹外皮淡红色，疏松易脱落。边缘卷曲，切面不光滑。

2.边中高：白蔹饮片边缘和中间高起，呈粉性。

【功效】苦、辛，微寒。清热解毒，消痈散结，敛疮生肌，凉血止血。

天冬

【**来源**】百合科植物天冬的干燥块根。

【**口诀**】天冬角质甜黏。

【**说明**】1.<u>角质</u>：断面角质样。

2.<u>甜黏</u>：味甜，质地黏。

【**功效**】甘、苦，寒。养阴润燥，清肺生津。

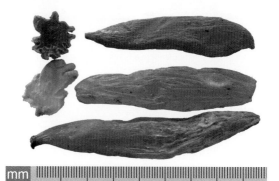

麦冬

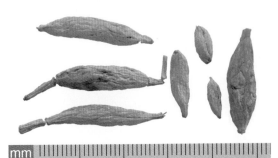

mm ||||||||||||||||||||||||||||||||||||||||||||||||||||||||

【来源】百合科植物麦冬的干燥块根。

【口诀】麦冬小心甜。

【说明】1.小心：麦冬断面有细小中心柱（木质部）。

2.甜：味甜微苦。

【功效】甘、微苦，微寒。养阴
生津，润肺清心。

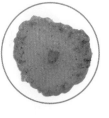

【验方】麦冬、人参各14g，五
味子6g，水煎服，日一剂，分
二服，可治疗咽干口渴，乏力心
悸，脉微的气阴两虚证。

郁金

【来源】姜科植物温郁金、姜黄、广西莪术或蓬莪术的干燥块根。

【口诀】郁金角滑环明显。

【说明】1.角: 郁金断面呈角质样。

2.滑: 平滑有光泽,味淡。

3.环明显: 郁金断面有一明显的环圈(内皮层环)。

【功效】辛、苦、寒。活血止痛,行气解郁,清心凉血,利胆退黄。

【验方】郁金研成细粉,每次服5~10g,日三服,可治疗气血瘀滞引起的胸痹心痛。

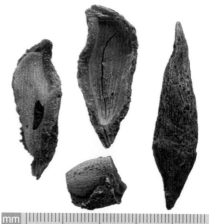

mm

太子参

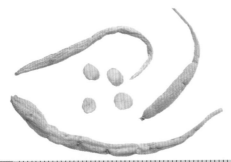

【来源】石竹科植物孩儿参的干燥块根。

【口诀】太子参凹根十字纹。

【说明】1.凹根：太子参表面有凹陷状须根痕。

2.十字纹：断面有十字形纹理。

【功效】甘、微苦，平。补气健脾，生津润肺。

【验方】太子参、地榆、白茅根、红枣各3g，水煎服，
日三剂，可治疗胃及十二指肠溃疡，大便色黑。

香附

【来源】莎草科植物莎草的干燥根茎。

【口诀】香附单角10环香。

【说明】1.单：香附属单子叶植物特征（皮部大木部小，内皮层环纹明显，中柱色深，点状维管束散在）。

2.角：断面角质样。

3.10环：香附表面有6~10个略隆起的环节。

4.香：气香，味微苦。

【功效】辛、微苦、微甘，平。疏肝解郁，调经止痛，理气调中。

【验方】香附180g，乌药60g，制成梧子大丸剂，每服10g，日三服，可治疗月经欲来时乳房胀痛。

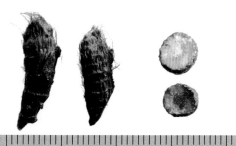

半夏

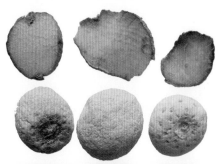

|mm|

【来源】天南星科植物半夏的干燥块茎。

【口诀】半夏圆，茎痕小。

【说明】1.圆：半夏片呈大小不一的圆形。

2.茎痕小：茎痕凹陷约占1/3。

【功效】辛，温；有毒。燥湿化痰，降逆止呕，消痞散结；外用消肿止痛。

【验方】生半夏如枣核大7枚，鸡蛋1枚，倒入米醋，煎3沸后，去半夏，含服米醋，可治疗咽喉疼痛或溃烂及声音嘶哑甚或失音。

天南星

【**来源**】天南星科植物异叶天南星或东北天南星的干燥块茎。

【**口诀**】天南星，麻脸肾形片。

【**说明**】1.麻脸：天南星根痕凹陷周围呈麻点状似麻脸。

2.肾形片：扁球状，茎痕凹陷约占1/2，纵切后成肾形。

【**功效**】苦，辛，温；有毒。燥湿化痰，祛风解痉，外用散结消肿。

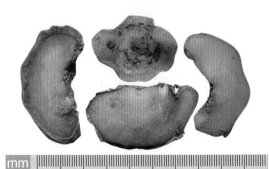

mm

白附子

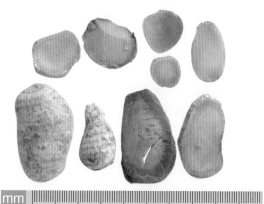

mm |||||||||||||||||||||||||||||||||||||||||||||||||

【来源】天南星科植物独角莲的干燥块茎。

【口诀】白附子，鞋底片。

【说明】鞋底片：白附子纵切后成椭圆形片，中部常较
小，呈鞋底状。

【功效】辛，温；有毒。祛风痰，定惊搐，解毒散结
止痛。

川贝母

【来源】百合科植物川贝母、暗紫贝母、甘肃贝母、梭砂贝母的干燥鳞茎。按形状不同可分为"松贝"、"青贝"和"炉贝"。

【口诀】松贝怀中抱月齐。

青贝似桃小鸟嘴。

炉贝长圆马牙片。

【说明】1.怀中抱月：松贝外层鳞叶两瓣，大瓣紧抱小瓣，未抱部分呈新月形，习称"怀中抱月"。

2.齐：松贝的大瓣和小瓣基本等长。

3.似桃：青贝外层两瓣鳞叶大小相近，相互抱合，侧面观形似小桃。

4.小鸟嘴：青贝顶端开口，侧面观形似小鸟张嘴——可与新疆贝母区别。

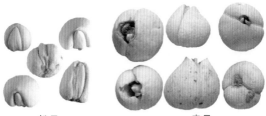

松贝　　　　　　　　青贝

mm

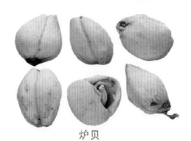

炉贝

mm |||||||||||||||||||||||||||||||||||||||||||||||||||||||||||||

5.长圆：炉贝外层两瓣鳞叶大小相近，相互抱合，侧面观长圆锥形，有的具棕色斑点。

6.马牙片：外层鳞叶易分离，单瓣鳞叶一端尖，另端宽，形似马牙。

【功效】苦、甘，微寒。清热化痰，润肺止咳，散结消肿。

浙贝母

【来源】百合科植物浙贝母的干燥鳞茎。

【口诀】浙贝1到2.5。

【说明】1.1到2.5：完整的鳞茎，呈扁圆形直径
1~2.5cm称"珠贝"。

2.2.5以上：为鳞茎外层的单瓣鳞叶，呈新月形，直径
大于2.5cm，称"大贝"。

【功效】苦，寒。清热化痰，散结消痈。

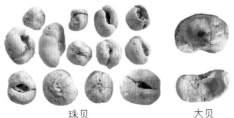

珠贝　　　　　　　　大贝

mm

伊贝母

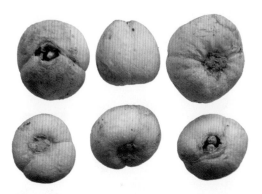

mm |||||||||||||||||||||||||||||||||||||||||||||||||||||

【来源】百合科植物新疆贝母或伊犁贝母的干燥鳞茎。

【口诀】伊贝顶平或尖闭。

【说明】1.顶平：新疆贝母呈扁球形，似青贝，但顶端平，表面粗糙（川贝表面光滑）。

2.或尖闭：伊犁贝母呈圆锥形，似炉贝，但顶端闭合。

【功效】清热润肺，化痰止咳。

平贝母

【来源】百合科植物平贝母的干燥鳞茎。

【口诀】平贝两端平。

【说明】**两端平**：平贝两端平坦，正反都能平放。

【功效】清热润肺，化痰止咳。

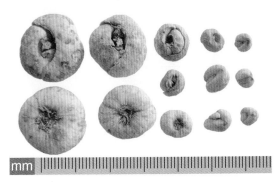

mm

山慈菇

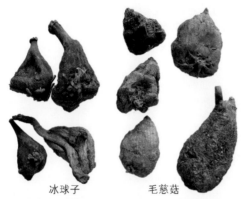

冰球子　　　　毛慈菇

mm

【来源】兰科植物杜鹃兰、独蒜兰或云南独蒜兰的干燥假鳞茎。前者习称"毛慈菇"，后二者习称"冰球子"。

【口诀】毛菇二三腰箍，冰球一二瓶颈。

【说明】1.毛菇二三腰箍：毛慈菇的表面中部有2~3条微突起的环节，称为"腰箍"。

2.冰球一二瓶颈：冰球子顶端渐尖，尖端断头处呈盘状，状似瓶颈，表面有1~2个环节。

【功效】甘、微辛，凉。清热解毒，化痰散结，消痈。

延胡索

【**来源**】罂粟科植物延胡索(元胡)的干燥块茎。

【**口诀**】延胡凹突黄蜡苦。

【**说明**】1.**凹突**：顶端有略凹陷的茎痕，底部常有疙瘩状突起。

2.**黄**：断面黄色。

3.**蜡**：角质样，有蜡样光泽。

4.**苦**：味苦。

【**功效**】辛，苦，温。活血，行气，止痛。

【**验方**】延胡索研成细粉，取适量热酒冲服药末5g，日服2～3次，可治疗各种疼痛。

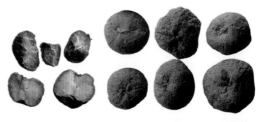

泽泻

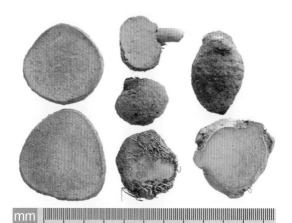

mm |||||||||||||||||||||||||||||||||||||||||||||||||||||||||

【来源】泽泻科植物泽泻的干燥块茎。

【口诀】泽泻细孔。

【说明】细孔：泽泻断面黄而疏松，有多数细孔，用指甲很容易掐出痕迹。

【功效】甘，寒。利水消肿，渗湿，泄热。

【验方】泽泻50g，白术20g，水煎服，日一剂，分二服，可治疗头沉眩晕，心下停饮。

天麻

【来源】 兰科植物天麻的干燥块茎。

【口诀】 天麻有芽有嘴有肚脐。

【说明】 1.**芽：** 表面环纹由突起小点（潜伏芽）组成。

2.**嘴：** 顶端有红棕色至深棕色鹦嘴状的芽或残留茎基，称"鹦哥嘴"。

3.**肚脐：** 另端有圆脐形疤痕。

【功效】 甘，平。息风止痉，平抑肝阳，祛风通络。

【验方】 天麻130g，川芎500g研粉，制成10g蜜丸，每次一丸，日三服，可治疗头痛或眩晕。

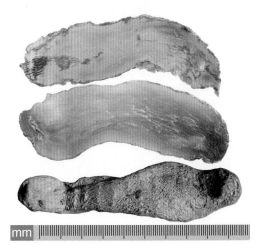

mm

薤 白

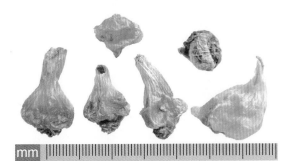

mm |||||||||||||||||||||||||||||||||||||||||||||||

【来源】百合科植物小根蒜或薤的干燥鳞茎。

【口诀】薤白蒜气味。

【说明】蒜气味：薤白有明显的蒜气味。

【功效】辛、苦，温。通阳散结，行气导滞。

白及

【来源】兰科植物白及的干燥块茎。

【口诀】白及爪硬粘角筋。

【说明】1.爪：白及呈不规则扁圆形，2~3个爪状分支。

2.硬：质地坚硬。

3.粘：味苦粘牙。

4.角：断面角质样。

5.筋：断面微显筋脉小点。

【功效】苦、甘、涩，微寒。收敛止血，消肿生肌。

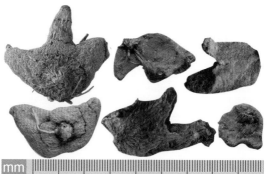

川芎

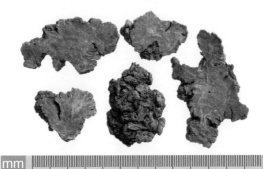

```
mm |||||||||||||||||||||||||||||||||||||||||||||||||||
```

【来源】伞形科植物川芎的干燥根茎。

【口诀】川芎趾边药香气。

【说明】1.趾边：川芎饮片边缘似脚趾状分裂。

2.药香气：川芎香气浓郁，就像进入中药房闻到的气味。

【功效】辛，温。活血行气，祛风止痛。

【验方】川芎15g，研末装于袋内，放于鞋中，接触痛处，可治疗足跟痛。

【来源】菊科植物白术的干燥根茎。

【口诀】白术皮紧木裂香粘牙。

【说明】1.皮紧木裂：白术断面皮部无裂隙，木部有菱形裂隙。

2.香：气清香，因白术含挥发油，断面散有棕黄色点状油室。

3.粘牙：白术嚼之有粘牙感。

【功效】苦、甘、温。健脾益气，燥湿利尿，止汗，安胎。

【验方】白术6g，白芍6g，陈皮6g，防风3g，水煎服，日一剂，分三服，可治疗肠鸣腹痛，大便泄泻，泻必腹痛，泻后痛缓。

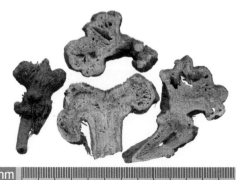

射干

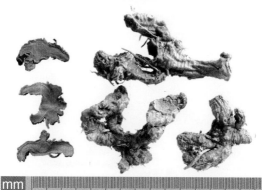

mm

【来源】鸢尾科植物射干的干燥根茎。

【口诀】射干黄硬颗粒苦。

【说明】1.黄硬：射干断面黄色，致密坚硬，无裂隙。

2.颗粒：木部颗粒性。

3.苦：味苦。

【功效】苦，寒。清热解毒，消痰，利咽。

【验方】射干一片口含咽汁，可治疗喉痹不通。

干姜

【**来源**】姜科植物姜的干燥根茎。

【**口诀**】干姜姜干。

【**说明**】**姜干**：干姜就是生姜的干燥品，有姜气姜味。

【**功效**】辛，热。温中散寒，回阳通脉，温肺化饮。

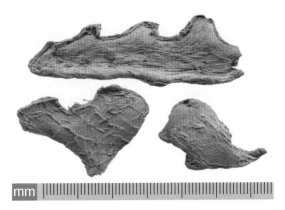

升麻

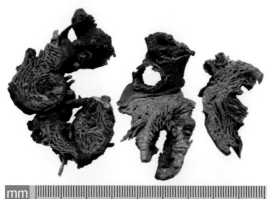

【来源】毛茛科植物大三叶升麻、兴安升麻或升麻的干燥根茎。

【口诀】升麻皮薄网纹苦。

【说明】1.皮薄：升麻外皮甚薄，黑色。

2.网纹：饮片上布满网状纹理。

3.苦：味苦。

【功效】辛、微甘，微寒。解表透疹，清热解毒，升举阳气。

金果榄

【来源】防己科植物青牛胆或金果榄的干燥块根。

【口诀】金果榄，皱硬苦。

【说明】1.皱：金果榄表面粗糙不平，有深皱纹，棕黄色或淡褐色，呈不规则圆块状。

2.硬：金果榄质地特硬，干燥个子很难捣碎。

3.苦：金果榄味极苦。

【功效】苦，寒。清热解毒，利咽，止痛。

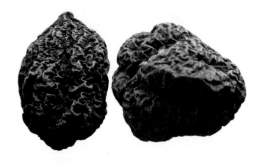

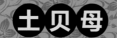

土贝母

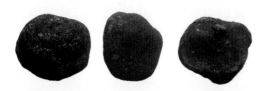

【来源】葫芦科植物土贝母的干燥块茎。

【口诀】土贝母凹凸角质块。

【说明】1.凹凸块：凹凸不平，呈不规则的块状。

2.角质：断面角质样，无白心。

【功效】散结，消肿，解毒。

白薇

【来源】萝藦科植物白薇或蔓生白薇的干燥根及根茎。

【口诀】白薇大小片圆心。

【说明】1.大小片：白薇饮片大小悬殊（大片是根茎，小片是根）——与徐长卿区别。

2.圆心：根断面中央有圆形小木心——与伪品桃儿七区别。

【功效】苦、咸，寒。清热凉血，利尿通淋，解毒疗疮。

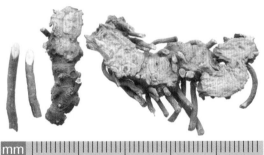

紫菀

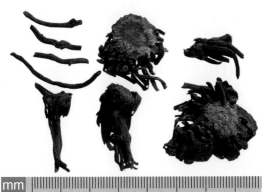

mm ||||||||||||||||||||||||||||||||||||||||||||||||||

【来源】菊科植物紫菀的干燥根及根茎。

【口诀】**紫菀紫软甜。**

【说明】1.**紫**：紫菀外皮紫红色。

2.**软**：质地柔软。

3.**甜**：味甜。

【功效】辛、苦，温。润肺化痰止咳。

威灵仙

【来源】毛茛科植物威灵仙、棉团铁线莲或东北铁线莲的干燥根及根茎。

【口诀】威灵仙皮皱心方。

【说明】1.皮皱：威灵仙的根表面黑褐色，有纵皱纹。

2.心方：断面有黄色小木心，略呈方形，约占根直径的1/3。

【功效】辛、咸，温。祛风湿，通络止痛，消骨鲠。

【验方】威灵仙9g，醋煎后徐徐咽下，可治疗骨鲠咽喉。

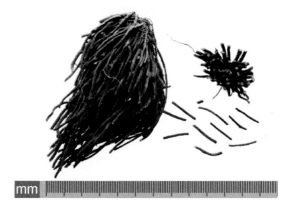

mm

龙胆

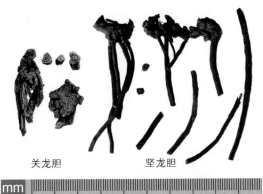

关龙胆　　　　坚龙胆

mm

【来源】龙胆科植物条叶龙胆、龙胆、三花龙胆或坚龙胆的干燥根及根茎。前三种习称"关龙胆"，后一种习称"坚龙胆"。

【口诀】关龙胆，一圈圈；坚龙胆，白心圆。

【说明】1.一圈圈：关龙胆的根，顶端表面有一圈圈横环纹，在饮片中也可见到。

2.白心圆：坚龙胆的根，皮部棕红色，木心近白色，约占断面直径的1/2。

【功效】苦，寒。清热燥湿，泻肝胆火。

徐长卿

【来源】萝藦科植物徐长卿的干燥根及根茎。

【口诀】徐长卿无大片，丹皮香。

【说明】1.无大片：徐长卿的根茎与根粗细相近，故饮片中无大片。

2.丹皮香：徐长卿有丹皮样香气。

【功效】辛，温。祛风除湿，止痛止痒。

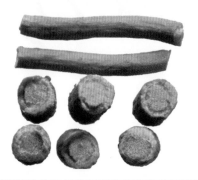

mm

细辛

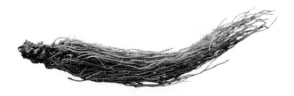

mm

【来源】马兜铃科植物北细辛、汉城细辛或华细辛的根及根茎。前二种习称"辽细辛"。

【口诀】细辛细辛。

【说明】1.细：细辛根直径1mm。

2.辛：入口麻辣。

【功效】辛，温。解表散寒，祛风止痛，通窍，温肺化饮。

当归

【来源】伞形科植物当归的干燥根。

【口诀】当归香，甜辛稍麻舌。

【说明】1.香：当归有浓郁的特异香气。

2.甜辛稍麻舌：当归入口先觉甜味，后觉辛味，最后稍有麻舌感。

【功效】甘、辛，温。补血调经，活血止痛，润肠通便。

【验方】当归6g，黄芪30g，水煎服，治疗失血后气血耗伤，或气虚血亏，体倦乏力，头昏，也可治疗月经后下腹不舒。

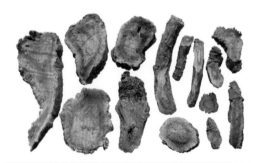

独活

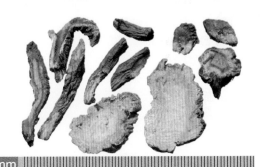

【来源】伞形科植物重齿毛当归的干燥根。

【口诀】独活浊香，苦辛麻舌。

【说明】1.浊香：独活有很浓的浊香气（即不好闻的气味）。

2.苦辛麻舌：独活口尝苦、辛，并有很强的麻舌感，没有甜味——与当归区别。

【功效】辛、苦，微温。祛风湿，止痛，解表。

茜草

【**来源**】茜草科植物茜草的干燥根及根茎。

【**口诀**】茜草紫红多孔。

【**说明**】1.<u>紫红</u>：茜草断面皮部狭，紫红色，木部浅黄红色。

2.<u>多孔</u>：断面可见多数细孔。

3.久嚼刺舌。

【**功效**】苦，寒。凉血化瘀止血，通经。

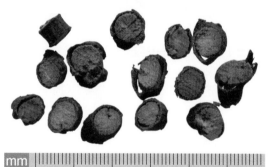

mm

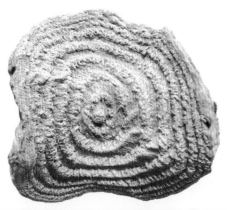

mm ||||||||||||||||||||||||||||||||||||||||||||||||||

【来源】商陆科植物商陆或垂序商陆的干燥根。

【口诀】商陆罗盘纹。

【说明】罗盘纹：木部隆起呈数个突起的同心性环轮，形似风水先生用的罗盘。

【功效】苦，寒；有毒。泻下逐水,消肿散结。

萆薢

【来源】 薯蓣科植物绵萆薢、福州薯蓣或粉背薯蓣的干燥根茎。

【口诀】 绵萆薢绵。干滑湿涩粉萆薢。

【说明】 1.绵：是"绵软"的意思，绵萆薢片质松软，有弹性，在一定范围内可弯曲而不折断。

2.干滑湿涩：粉萆薢片的干燥切面，手摸光滑，但湿后再摸很涩。

3.土茯苓片与粉萆薢片相似，但干涩湿滑，且味甘不苦（粉萆薢苦），是其区别。

【功效】 苦，平。利湿祛浊，祛风通痹。

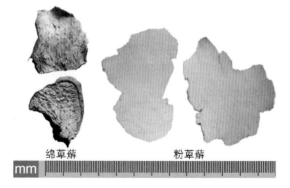

绵萆薢　　　　　粉萆薢

mm

土茯苓

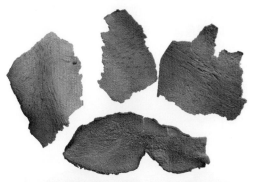

mm |||||||||||||||||||||||||||||||||||||||||||||||||||||||||||

【来源】百合科植物光叶菝葜的干燥根茎。

【口诀】干涩湿滑土茯苓。

【说明】干涩湿滑：土茯苓片干燥时手摸觉涩，用热水浸数秒再摸有明显滑腻感。

【功效】甘、淡，平。除湿解毒，通利关节。

【验方】土茯苓50g，金银花20g，威灵仙15g，甘草10g。水煎去渣，日一剂，分二服，治疗梅毒。

片姜黄

【来源】 姜科植物温郁金的干燥根茎。

【口诀】 片姜黄，片环凉。

【说明】 1.片：片姜黄为莪术的纵切片。

2.环：有一圈环纹及多数筋脉点。

3.凉：味苦而辛凉。

【功效】 辛、苦，温。活血行气，通经止痛。

【验方】 片姜黄10g，研末，水煎服，日一剂，顿服，可治疗气血瘀滞的肩臂疼痛。

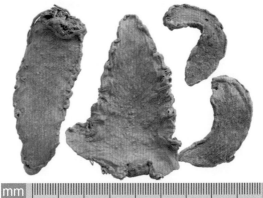

mm

百合

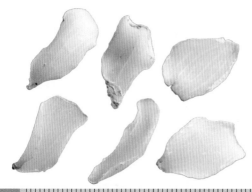

mm ||||||||||||||||||||||||||||||||||||||||||||||||||||||||

【来源】百合科植物卷丹、百合或细叶百合的干燥肉质鳞叶。

【口诀】百合平行脉纹苦。

【说明】1.平行脉纹：百合对光照视可见数条平行脉纹。

2.苦：药用百合味微苦。食用百合味微甘。

【功效】甘，寒。养阴润肺，清心安神。

【验方】百合100g，生地30g，水煎服，日一剂，分二服，可治疗抑郁恍惚，咽干口苦，小便赤，脉虚数的阴虚内热证。

西洋参

【来源】五加科植物西洋参的干燥根及根茎。

【口诀】西洋参，多环纹，手在肩头伸；断面密，苦中甜，红点排成群。

【说明】1.**多环纹**：西洋参表面环纹比人参多且明显（人参仅在肩头处有少数环纹）。

2.**手在肩头伸**："手"指支根，西洋参的支根往往从肩头横向伸出（支根一般已除去，但从支根痕仍可见这一特征，而人参多在中部才分出支根）。

3.**断面密**：西洋参断面致密，无裂隙——与人参区别。

4.**苦中甜**：西洋参口尝先苦后甜，苦中带甜。

5.**红点排成群**："红点"指西洋参皮部红色的树脂道，经常一个挨一个，排成数圈。人参也有散在的树脂道小点，但西洋参更多。

【功效】甘、微苦，凉。补气养阴，清热生津。

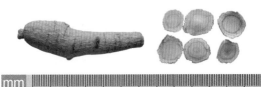

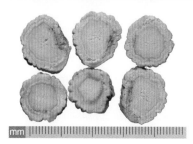

【来源】五加科植物人参的干燥根及根茎。

【口诀】人参碗裂甜中苦。

【说明】1.碗: 人参顶端有特殊形状的"芦碗",是其他药材没有的特征。

2.裂: 人参断面有多数裂隙(皮部尤其明显)。

3.甜中苦: 人参口尝先甜后苦,甜中带苦。

【功效】甘、微苦,平。大补元气,补脾益肺,生津,安神益智。

【验方】人参9g,黄芪9g,甘草3g,肉桂1.5g,生姜1片,水煎服,日一剂,分三服,可治疗湿疹,皮肤瘙痒,分泌物多,脉弱。

红参

【**来源**】五加科植物人参的栽培品经蒸制后的干燥根及根茎。

【**口诀**】红参红人参。

【**说明**】<u>1.红</u>：红参内外颜色红棕色。

<u>2.人参</u>：红参就是人参蒸成红色，当然具有人参的形态特征（芦碗、身、腿、味甜苦），但断面角质样，无裂隙。

【**功效**】大补元气，复脉固脱，益气摄血。

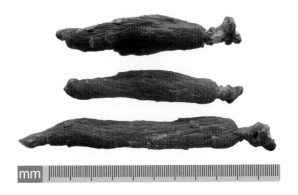

山奈

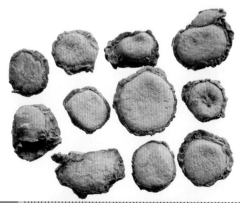

mm |||||||||||||||||||||||||||||||||||||||||||||||||||||||||

【来源】姜科植物山奈的干燥根茎。

【口诀】山奈缩皮凸肉味辛辣。

【说明】1.缩皮凸肉：山奈片外皮缩进，木部突出。

2.味辛辣：山奈味辛辣不苦，若苦就是山奈伪品——苦山奈。

【功效】行气温中，消食止痛。

大黄

【来源】蓼科植物掌叶大黄、唐古特大黄或药用大黄的干燥根及根茎。

【口诀】大黄有星点。

【说明】星点：大黄髓部具星点（异形维管束），环列或散在。

【功效】苦，寒。泻下攻积，清热泻火，凉血解毒，逐瘀通经。

【验方】大黄40g，甘草10g，水煎服，日一剂，分二服，可用于食后即呕，脉滑，便秘。

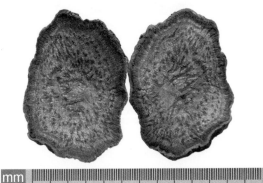

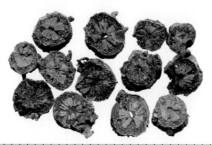

mm

【来源】 毛茛科植物黄连、三角叶黄连或云连的干燥根茎。

【口诀】 黄连黄苦。

【说明】 1.<u>黄</u>：黄连表面灰黄色或黄褐色，断面木部鲜黄色。

2.<u>苦</u>：黄连味极苦。

【功效】 苦，寒。清热燥湿，泻火解毒。

猫爪草

【来源】 毛茛科植物小毛茛的干燥块根。

【口诀】 猫爪草，猫爪甘。

【说明】 1.猫爪：猫爪草由数个至数十个纺锤形的块根簇生，形似猫爪。

2.甘：猫爪草味微甘。

【功效】 散结，消肿。

【验方】 猫爪草45g，加水煮沸后，改用文火煎半小时，过滤取汁，加黄酒（忌用白酒）为引，分四服。第二天，用上法将原药再煎，不加黄酒服。二日一剂，连服四剂。间隔三至五天再续服。可治疗瘰疬（颈部淋巴结核）。

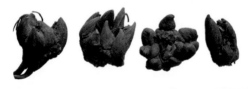

藁本

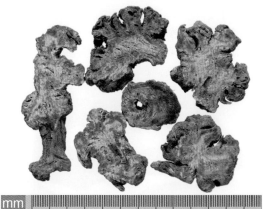

【来源】伞形科植物藁本或辽藁本的干燥根茎及根。

【口诀】藁本芹菜气。

【说明】芹菜气：藁本鼻嗅之有特殊香气，颇似芹菜。两种原植物都有此特征。

【功效】辛，温。祛风散寒，除湿止痛。

姜黄

【来源】姜科植物姜黄的干燥根茎。

【口诀】**姜黄黄姜。**

【说明】<u>**黄姜**</u>：姜黄形状像姜，表面及断面均是黄色。

【功效】辛、苦，温。活血行气，通经止痛。

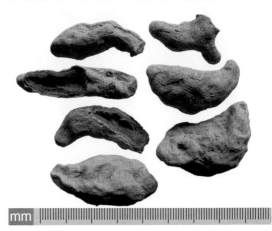

黄精

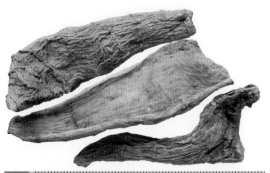

`mm` ||||||||||||||||||||||||||||||||||||||||||||||||||||||||

【来源】百合科植物滇黄精、黄精或多花黄精的干燥根茎。

【口诀】黄精环节须根痕。

【说明】**环节须根痕**：黄精表面具有环节及须根痕，结节上有呈圆盘状侧茎痕。

【功效】甘，平。补气养阴，健脾，润肺，益肾。

地黄

【来源】玄参科植物地黄的新鲜或干燥块根。

【口诀】地黄棕黑红甜苦。

【说明】1.棕：生地外皮棕黑。

2.黑：皮部黑色。

3.红：木部棕红。

4.甜苦：甜中带苦。

【功效】甘，寒。清热凉血，养阴生津。

【验方】干地黄40g，黄芩10g，苦参10g，水煎服，日一剂，分二服。可治疗手足烦热，口苦、脉数。

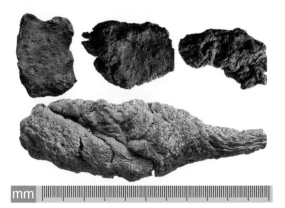

mm

熟地黄

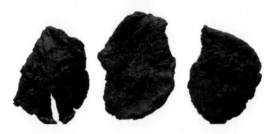

mm |||||||||||||||||||||||||||||||||||||||||||||||||

【来源】生地黄的炮制加工品。

【口诀】熟地黑亮甜带酸。

【说明】1.黑亮：表面，断面均乌黑色，有光泽。

2.甜带酸：甜中带酸。

【功效】甘，微温。滋阴补血，益精填髓。

【验方】熟地30g，当归身30g，地榆9g，木耳9g，水煎服，日一剂，分二服，可治疗阴虚内热的便血。

前 胡

【来源】伞形科植物白花前胡的干燥根。

【口诀】前胡环毛圈。

【说明】1.**环毛**：前胡根头部有密集的细环纹，环纹上有毛状的叶鞘残基。

2.**圈**：前胡皮木部颜色都是灰黄色，形成层呈一圈棕色环。

【功效】苦、辛，微寒。降气化痰，疏散风热。

【验方】前胡研粉，每服9g，用200ml水煎至100ml，日三服，可治疗热毒上攻头面，口干心烦，不欲食。

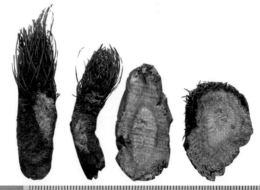

mm

甘遂

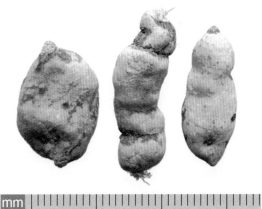

mm |||||||||||||||||||||||||||||||||||||||||||||||||||||||

【来源】大戟科植物甘遂的干燥块根。

【口诀】甘遂白粉有残皮。

【说明】1.白粉：甘遂表面类白色或黄白色，断面白色，粉性。

2.有残皮：外皮凹陷处有棕色外皮残留。

3.甘遂有毒，勿口尝。

【功效】苦，寒；有毒。泻水逐饮，消肿散结。

117

何首乌

【来源】蓼科植物何首乌的干燥块根。

【口诀】何首乌，云锦纹，411。

【说明】云锦纹，411：何首乌饮片的断面：中间是一多角形环圈（木部），外层皮部有4~11个类圆形环（异形维管束）环列，形似云锦状花纹。

【功效】甘、苦、涩，温。制用：补益精血。生用：解毒，截疟，润肠通便。

【验方】制首乌30g，鸡蛋1~2个，将首乌水煎2次，去渣，入鸡蛋煮熟服，每日1次，连服30~60天。可治疗血虚头发早白。

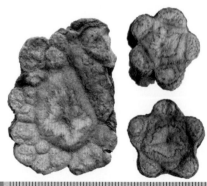

mm

乌药

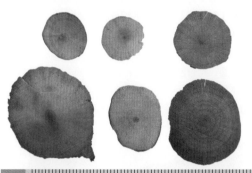

mm ||||||||||||||||||||||||||||||||||||||||||||||||||||||||

【来源】樟科植物乌药的干燥块根。

【口诀】乌药密纹黑点香。

【说明】1.密纹：乌药断面有细密放射性纹理和多圈同心环纹（年轮）。

2.黑点：中央有小黑点。

3.香：有香气。

【功效】辛，温。顺气止痛，温肾散寒。

狗脊

【来源】蚌壳蕨科植物金毛狗脊的干燥根茎。

【口诀】狗脊金毛一木圈。

【说明】1.金毛：狗脊外皮残留金黄色茸毛。

2.一木圈：狗脊断面近边缘1~4毫米处有一条棕黄色隆起的木质部环纹。

【功效】苦、甘，温。祛风湿，补肝肾，强腰膝。

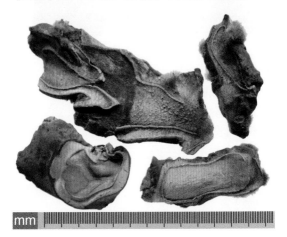

天花粉

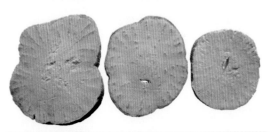

mm |||||||||||||||||||||||||||||||||||||||||||||||||||

【来源】葫芦科植物栝楼或双边栝楼的干燥根。

【口诀】天花粉白，小黄孔。

【说明】1.白：天花粉断面白色。

2.小黄孔：断面有数条放射状排列的黄色小孔（导管）。

【功效】甘、微苦，微寒。清热泻火，生津止渴，消肿排脓。

葛根

【来源】豆科植物野葛的干燥根。

【口诀】葛根柴。

【说明】**柴性大**：葛根纤维性强，质韧，习称"柴性大"，故又称"柴葛根"。

【功效】甘、辛，凉。解肌退热，透疹，生津止渴，升阳止泻。

【验方】饮用鲜葛根汁200～300ml，可解酒醉。

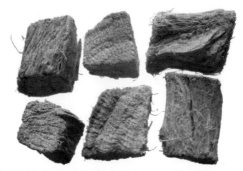

mm

粉葛

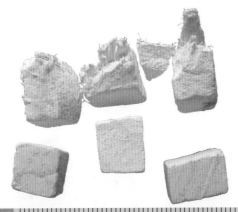

mm

【来源】豆科植物甘葛藤的干燥根。

【口诀】粉葛粉。

【说明】粉：粉葛纤维少而细，表面白色，富粉性，又称"粉葛根"。

【功效】解肌退热，生津透疹，升阳止泻。

绵马贯众

【**来源**】鳞毛蕨科植物粗茎鳞毛蕨的干燥根茎及叶柄残基。

【**口诀**】绵马贯众5 13。

【**说明**】5 13：叶柄残基，根茎均有5～13个维管束环列。

【**功效**】苦，微寒；有小毒。清热解毒，驱虫。

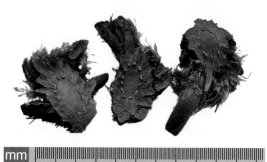

桑枝

【来源】桑科植物桑的干燥嫩枝。

【口诀】**桑枝淡。**

【说明】淡：桑枝味淡。

【功效】微苦，平。祛风湿，利关节。

【验方】桑枝30g，煮水，外洗，可治疗肢体麻木。

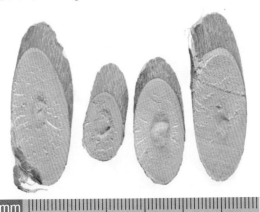

桂 枝

【来源】樟科植物肉桂的干燥嫩枝。

【口诀】桂枝皮甜辣。

【说明】皮甜辣：桂枝的外皮口尝先甜后辣，然后就是甜辣味。

【功效】辛、甘，温。发汗解肌，温通经脉，助阳化气。

【验方】桂枝40g，炙甘草20g，用水600ml，煎取200ml，一次服下，可治疗心阳虚引起的冷汗淋漓，胸满，心悸。

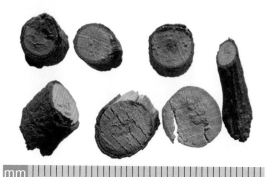

西河柳

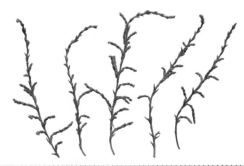

mm ||||||||||||||||||||||||||||||||||||||||||||||||||||||||||||

【来源】柽柳科植物柽柳的干燥细嫩枝叶。

【口诀】西河柳细，小叶基。

【说明】1.细：西河柳茎枝呈细圆柱形，直径
0.5～1.5mm。

2.小叶基：西河柳表面有多数互生的鳞片状小叶；叶片
常脱落而残留叶基。

【功效】甘、辛，平。散风，解表，透疹。

桑寄生

【来源】桑寄生科植物桑寄生的干燥带叶茎枝。

【口诀】桑寄生小点，髓中央。

【说明】1.小点：桑寄生的茎表
面有多数突起的小白点和皮孔。

2.髓中央：茎髓在中央。

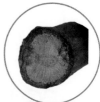

【功效】苦、甘，平。祛风湿，
补肝肾，强筋骨，安胎。

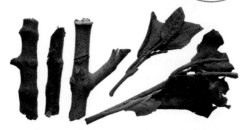

mm

槲寄生

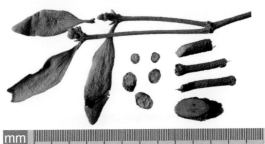

【来源】桑寄生科植物槲寄生的干燥带叶茎枝。

【口诀】槲寄生黄，髓靠边。

【说明】1.黄：槲寄生的茎、叶表面为黄绿色、金黄色或黄棕色。

2.髓靠边：茎髓大多不在中央，常偏向一边。

【功效】祛风湿，补肝肾，强筋骨，安胎。

皂角刺

【来源】豆科植物皂荚的干燥棘刺。

【口诀】皂角刺紫，髓棕红。

【说明】1.紫：表面紫棕色或棕褐色，光滑。

2.髓棕红：切面髓部淡棕红色，占直径2/3。

【功效】消肿托毒，排脓，杀虫。

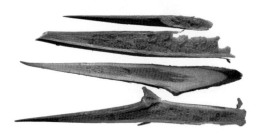

竹 茹

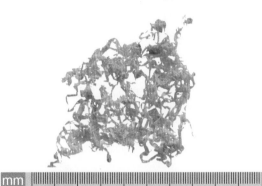

mm

【来源】禾本科植物青秆竹、大头典竹或淡竹的茎秆的干燥中间层。

【口诀】竹茹薄软。

【说明】**竹茹薄软**：淡绿或黄绿色丝条或薄片，体轻，质软韧。

【功效】甘，微寒。清热化痰，除烦止呕。

苏木

【来源】豆科植物苏木的干燥心材。

【口诀】苏木水红酸黄。

【说明】1.**水红**：苏木是红黄色木片，投入热水中，立刻就溶出红色色素，把水染成粉红色。

2.**酸黄**：在粉红的苏木水里加点酸（硫酸、醋都行），水液可变成黄色。

【功效】甘、咸，平。活血疗伤，祛瘀通经。

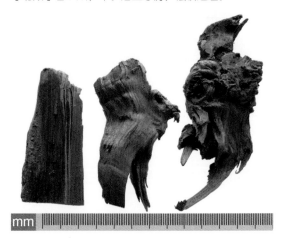

mm

降香

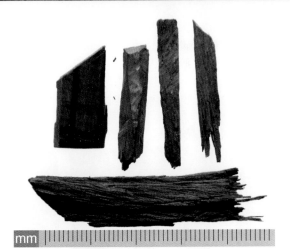

mm

【来源】 豆科植物降香檀树干和根的干燥心材。

【口诀】 降香绛香。

【说明】 1.绛：降香表面绛红色（暗紫红色），有致密的深浅不同的纹理。

2.香：降香火烧有香气溢出。

【功效】 辛，温。化瘀活血，理气止血。

檀香

【来源】檀香科植物檀香树干的心材。

【口诀】檀香里外香。

【说明】**里外香**：檀香从里到外都有浓烈清香气，燃烧时香气更浓。

【功效】辛，温。行气止痛，散寒调中。

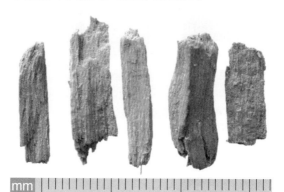

mm

灯心草

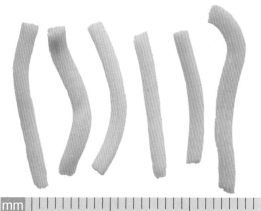

mm |||||||||||||||||||||||||||||||||||||||||||||

【来源】灯心草科植物灯心草的干燥茎髓。

【口诀】灯心草细软淡。

【说明】1.细：灯心草很细，直径0.1～0.3cm。火烧无残留灰。

2.软：灯心草质轻而柔，轻捏即扁。表面有细纵纹。

3.淡：味淡。

【功效】甘、淡，微寒。利尿通淋，清心降火。

【验方】灯心草15g，水煎服，日一剂，顿服，可治疗心烦失眠，小便不利，淋沥涩痛。

小通草

【来源】旌节花科植物喜马山旌节花、中国旌节花或山茱萸科植物青荚叶的干燥茎髓。

【口诀】小通草光软韧。

【说明】1.光：断面显银白色光泽。

2.**软韧：**质地软韧。

【功效】清热，利尿下乳。

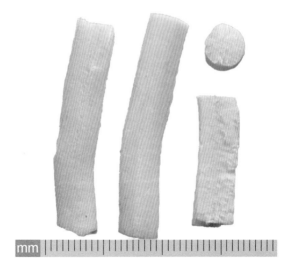

通草

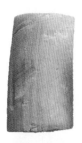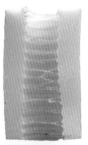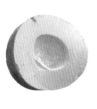

mm

【来源】五加科植物通脱木的干燥茎髓。

【口诀】通草有隔。

【说明】有隔：通草直径1～2.5cm。中心有半透明的薄膜，纵剖面呈梯状排列。

【功效】甘、淡，微寒。利尿通淋，通气下乳。

【验方】通草5g，猪蹄2只（去毛洗净），加水适量，文火炖至烂，加姜、葱、盐适量调味，每日食肉喝汤数次，连服数日，可治疗产后气血虚弱型缺乳。

川木通

【来源】毛茛科植物小木通或绣球藤的干燥藤茎。

【口诀】川木通隙棱孔。

【说明】1.隙棱：棕色外皮与木部形成空隙，易脱落成纵棱。

2.孔：放射状纹理，其间布满导管孔。

【功效】清热利尿，通经下乳。

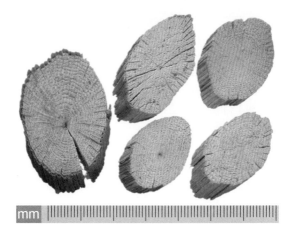

mm

138

鸡血藤

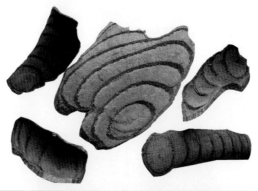

mm

【来源】豆科植物密花豆的干燥藤茎。

【口诀】鸡血藤偏心半圆。

【说明】**偏心半圆：**树脂分泌物与木部相间成数个黑棕色偏心性半圆形环。

【功效】苦、甘，温。行血补血，调经，舒筋活络。

【验方】鸡血藤、穿破石各30g，水煎服，日一剂，分二服，可治疗瘀血停滞的闭经。

大血藤

【来源】木通科植物大血藤的干燥藤茎。

【口诀】大血藤皮嵌木。

【说明】皮嵌木：皮部有6处向内嵌入木部。

【功效】清热解毒，活血，祛风。

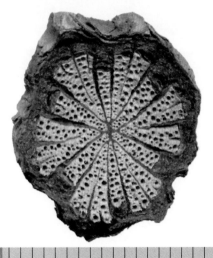

mm

海风藤

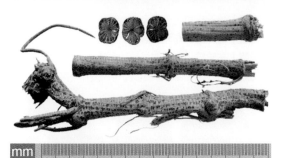

mm

【来源】胡椒科植物风藤的干燥藤茎。

【口诀】海风藤裂髓异维。

【说明】1.裂：表面灰褐，皮木部有裂隙。

2.髓异维：髓灰黑色，中心有异

形维管束，胡椒味。

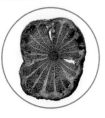

【功效】辛、苦，微温。祛风

湿，通络止痛。

青风藤

【来源】防己科植物青藤及毛青藤的干燥藤茎。

【口诀】青风藤，车轮纹。

【说明】车轮纹：木部射线呈放射状排列，形似车轮。

【功效】苦、辛、平。祛风湿，通经络，利小便。

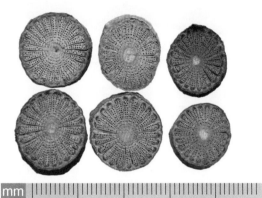

首乌藤

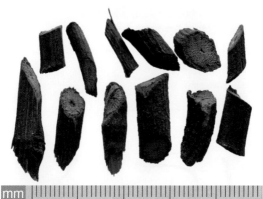

mm

【来源】蓼科植物何首乌的干燥藤茎。

【口诀】首乌藤，花边红，白孔苦。

【说明】1.花边红：皮部紫红色，有"花边"。

2.白孔：木部黄白色或淡棕色，导管孔多数，髓部
疏松。

3.苦：味微苦涩。

【功效】甘，平。养血安神，祛风通络。

忍冬藤

【来源】忍冬科植物忍冬的干燥茎枝。

【口诀】忍冬藤，棕剥空。

【说明】1.棕：茎表面棕红色至暗棕色，有光泽。

2.剥：外皮易剥离。

3.空：中部空心。

【功效】清热解毒，疏风通络。

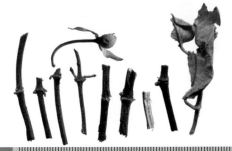

mm

络石藤

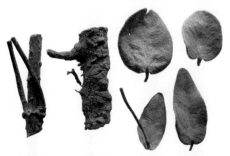

mm ||||||||||||||||||||||||||||||||||||||||||||||||||||||||||||||||||||

【来源】夹竹桃科植物络石的干燥带叶藤茎。

【口诀】络石藤，一面根痕叶革全。

【说明】1.一面根痕：茎一面光滑，一面有根痕。

2.叶革全：叶椭圆形，革质全缘，有光泽，无毛。

【功效】苦，微寒。祛风湿，通络止痛，杀虫止痒。

钩藤

【来源】茜草科植物钩藤、大叶钩藤、毛钩藤、华钩藤或无柄果钩藤的干燥带钩茎枝。

【口诀】钩藤钩。

【说明】**钩**：钩藤茎枝上有多数对生两个向下弯曲的钩，断面黄棕色。

【功效】甘，微寒。清热平肝，息风定惊。

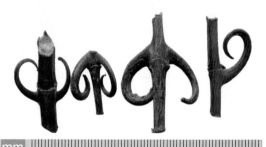

乳香

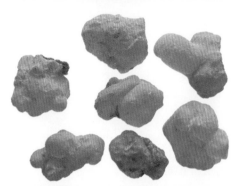

mm |||||||||||||||||||||||||||||||||||||||||||||||||||||||

【来源】橄榄科植物卡氏乳香树及同属其他数种植物树干皮部切伤后渗出的油胶树脂。

【口诀】乳香角乳头。

【说明】1.角: 半透明，角质样。

2.乳头: 呈乳头状。

【功效】辛、苦，温。活血行气止痛，消肿生肌。

【验方】乳香10g，没药10g，冰片2g，共研细末，加适量蜂蜜调成糊状，外涂，每天1次，可治疗烧烫伤轻症患者。

没药

【来源】橄榄科植物没药树及同属多种植物树干皮部渗出的油胶树脂。

【口诀】没药颗突棕。

【说明】1.颗突：表面呈颗粒状突起。

2.棕：色棕红，与水共研形成黄棕色乳状液。偶有残留树皮。

【功效】辛、苦，平。活血止痛，消肿生肌。

【验方】没药10g，乳香10g，白芷10g，五灵脂10g，研末外敷，治疗乳痈。

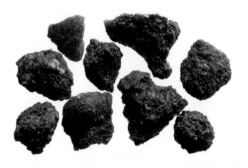

mm

血竭

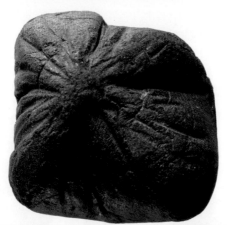

mm |||||||||||||||||||||||||||||||||||||||||||||||||||

【来源】棕榈科植物麒麟竭果实渗出的树脂经加工制成。

【口诀】血竭黑如铁，红似血，水不溶，热水软。

【说明】1.黑如铁，红似血：血竭外表面呈铁黑色，粉末血红色。

2.水不溶，热水软：血竭在水中不溶，在热水中软化。

3.血竭掺假较多见，性状鉴定不可靠，还需做理化鉴定。

【功效】甘、咸，平。祛瘀定痛，止血生肌。

阿魏

【来源】伞形科植物新疆阿魏或阜康阿魏的树脂。

【口诀】阿魏蒜臭气。

【说明】蒜臭气：阿魏有强烈而持久的蒜样特异臭气，味辛辣，嚼之有灼烧感。

【功效】苦、辛，温。消积，散痞杀虫。

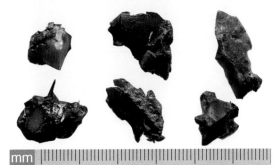

三、皮类

杜仲

【来源】杜仲科植物杜仲的干燥树皮。

【口诀】杜仲拉白丝。

【说明】拉白丝：杜仲折断时可拉出细密的白胶丝。

【功效】甘，温。补肝肾，强筋骨，安胎。

【验方】炒杜仲15g，桑寄生15g，水煎服，日一剂，分二服，可治疗高血压。

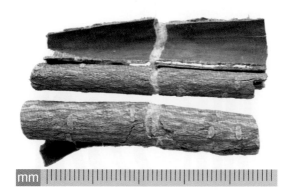

黄柏

【来源】芸香科植物黄皮树、黄檗的干燥树皮。前者习称"川黄柏"，后者习称"关黄柏"。

【口诀】黄柏断面，川深关鲜。

【说明】1.川深关鲜：川黄柏断面深黄色，关黄柏鲜黄色或黄绿色。

2.两种黄柏在性状上的区别主要是颜色深浅。①外表面：川黄柏黄褐色或黄棕色，关黄柏黄绿色或淡棕黄色。②内表面：川黄柏暗黄色或淡棕色，具细密的纵棱纹；关黄柏黄色或黄棕色，一般不显纵棱纹。但表面色泽在运输、加工、贮存过程中容易变化，而断面颜色相对稳定，所以将断面色作为重点。

【功效】苦，寒。清热燥湿，泻火除蒸，解毒疗疮。

【验方】黄柏、苍术各15g，热水冲服，日二服，可治疗腰腿疼痛或膝盖红肿，脉滑或伏而口苦苔腻。

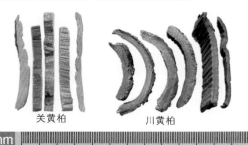

关黄柏　　　　　　川黄柏

mm

肉桂

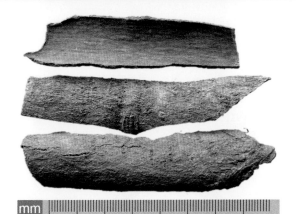

mm ||||||||||||||||||||||||||||||||||||||||||||||

【来源】樟科植物肉桂的干燥树皮。

【口诀】肉桂香，甜辣味。

【说明】1.肉桂香：肉桂有浓烈而特异的香气。

2.甜辣味：口尝先甜如糖，继之味辣似椒，再嚼就是甜辣混合味。

【功效】辛、甘，大热。补火助阳，散寒止痛，温经通脉，引火归源。

【验方】肉桂、桂枝、甘草各15g，五味子25g，水煎服，日一剂，分二服，可治疗疲乏，手足不温，头晕欲倒（低血压）。

厚朴

【来源】木兰科植物厚朴或凹叶厚朴的干燥干皮、根皮及枝皮。

【口诀】厚朴皮孔多，外颗内纤香辛苦。

【说明】1.皮孔多：厚朴外表面密布椭圆形中间有裂隙的皮孔，饮片也能见到。

2.外颗内纤：断面外层颗粒状，内层纤维状。

3.香辛苦：嗅之有特异香气，味辛辣、微苦。

【功效】辛、苦，温。燥湿消痰，下气除满。

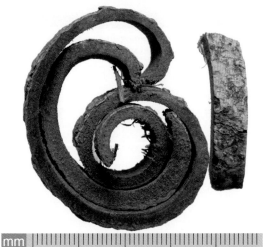

mm

苦楝皮

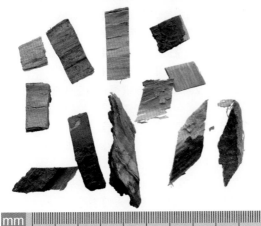

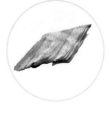

【来源】楝科植物川楝或楝的干燥树皮及根皮。

【口诀】苦楝皮，层层黄白片，黄片有网眼。

【说明】1.层层黄白片：取苦楝皮饮片，用手折叠揉搓，可分为多层薄片，层层黄白相间。

2.黄片有网眼：每层黄片上有极细的网眼。

【功效】苦，寒；有毒。杀虫，疗癣。

合欢皮

【**来源**】豆科植物合欢的干燥树皮。

【**口诀**】丹欢皮，外孔内黄断面分。

【**说明**】1.**外孔**：合欢皮外表面灰棕色至灰褐色，密生棕红色椭圆形横向皮孔。

2.**内黄**：内表面淡棕黄色或黄白色，平滑，有细密纵纹。

3.**断面分**：将合欢皮切断面蘸湿，可见分成深浅两部分：内层色深，占大部分；靠外缘一层颜色浅。深浅交界处呈不规则锯齿状起伏。

4.合欢皮味淡、微涩，稍刺舌，而后喉头有不适感。

【**功效**】甘，平。解郁安神，活血消肿。

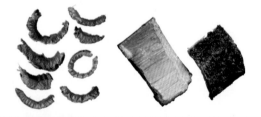

秦皮

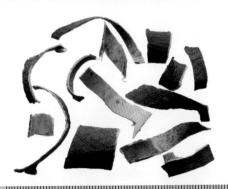

【来源】木犀科植物苦枥白蜡树、白蜡树、尖叶白蜡树
或宿柱白蜡树的干燥枝皮或干皮。

【口诀】秦皮碧蓝色荧光。

【说明】碧蓝色荧光：取秦皮饮片，折断，加热水浸
泡，浸出液在日光下可见碧蓝色荧光。

【功效】苦、涩，寒。清热燥湿，收涩止痢，止带，
明目。

牡丹皮

【来源】 毛茛科植物牡丹的干燥根皮。

【口诀】 牡丹皮香。

【说明】 **牡丹皮香：** 牡丹皮有特殊香气，越香越好。

【功效】 苦、辛，微寒。清热凉血，活血祛瘀。

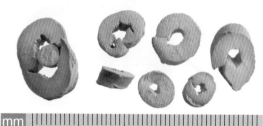

椿皮

【来源】 苦木科植物臭椿的干燥根皮或干皮。

【口诀】 椿皮内梭孔。

【说明】 **1.内梭孔：** 内表面有密布梭形小孔。

2.外糙： 椿皮外皮粗糙。

3.椿皮味甚苦，嚼之有沙粒感。

【功效】 苦、涩，寒。清热燥湿，收涩止带，止泻，止血。

白鲜皮

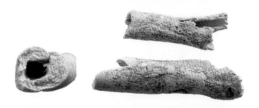

【来源】芸香科植物白鲜的干燥根皮。

【口诀】白鲜皮小点羊膻气。

【说明】1.小点：白鲜皮外表面灰白色，有多数突起的颗粒性小点。

2.羊膻气：白鲜皮嗅之有羊膻气，习以气浓者为佳。

【功效】苦，寒。清热燥湿，祛风解毒。

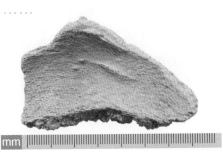

五加皮

【来源】五加科植物细柱五加的干燥根皮。

【口诀】五加皮灰、黄，"……"。

【说明】1.**灰**：五加皮外表面灰棕色至灰褐色，纵皱纹细密而浅，稍扭曲，可见明显的横长皮孔样斑痕。

2.**黄**：内表面淡黄色或灰黄色，有细纵纹。

3."**……**"：切断面灰白色，可见多数小点或短线（分泌道）断续排列成数圈环纹，像一圈圈"……"。

【功效】辛、苦，温。祛风湿，补肝肾，强筋骨，利水。

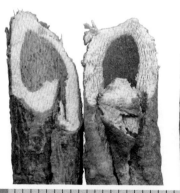
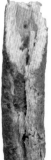

mm

香加皮

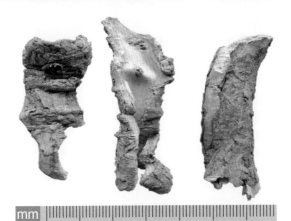

【来源】萝藦科植物杠柳的干燥根皮。

【口诀】香加皮香苦。

【说明】1.香：香加皮有明显的特异香气，颇似苦杏仁气。

2.苦：香加皮味极苦。

【功效】辛、苦，温；有毒。利水消肿，祛风湿，强筋骨。

地骨皮

【来源】茄科植物枸杞或宁夏枸杞的干燥根皮。

【口诀】地骨皮甘苦，糟皮白里无香气。

【说明】1.甘苦：地骨皮味微甘而后苦。

2.糟皮：外皮疏松，易成鳞片状剥落。

3.白里：内表面黄白色。

4.无香气：气微。

【功效】甘，寒。凉血除蒸，清肺降火。

【验方】地骨皮与红花等量研粉，以植物油调匀，敷贴患处，胶带固定，可治疗鸡眼。

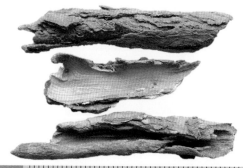

mm

桑白皮

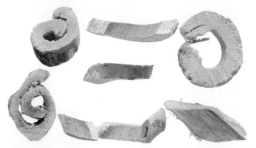

mm

【来源】桑科植物桑的干燥根皮。

【口诀】桑白皮黄，纤维性强。

【说明】**1.桑白皮黄：**桑白皮外表面常残留橙黄色或棕黄色鳞片状粗皮。

2.纤维性强：桑白皮纤维性极强，故质韧，难折断，可拧成绳索。但易纵向撕裂。

3.桑白皮气微，味微甘。

【功效】甘，寒。泻肺平喘，利水消肿。

四、叶类

枇杷叶

【来源】蔷薇科植物枇杷的干燥叶。

【口诀】枇杷叶上光下毛。

【说明】1.上光：枇杷叶上表面光滑无毛。

2.下毛：下表面密被黄色绒毛，主脉显著突起，侧脉羽状。

【功效】苦，微寒。清肺止咳，降逆止呕。

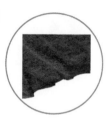

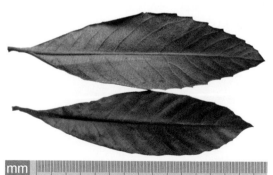

mm

桑叶

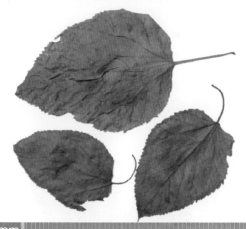

mm

【来源】桑科植物桑的干燥叶。

【口诀】桑叶黄淡。

【说明】1.黄：桑叶多在霜降后采收，多已变黄。

2.淡：桑叶味淡。

【功效】甘、苦，寒。疏散风热，清肺润燥，平抑肝阳，清肝明目。

荷 叶

【来源】睡莲科植物莲的干燥叶。

【口诀】荷叶双层上绿下棕。

【说明】1.双层：叶片双层。

2.上绿下棕：上表面深绿色，下表面灰棕色。

【功效】清热解暑，升发清阳，凉血止血。

【验方】荷叶30g，沸水浸泡，代茶饮，可治疗单纯性
肥胖。

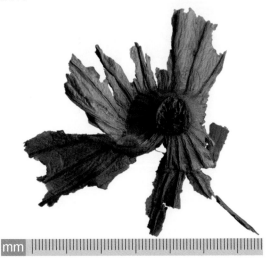

mm

紫苏叶

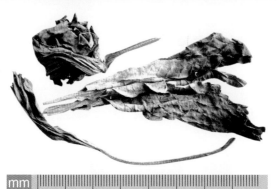

mm |||||||||||||||||||||||||||||||||||||||||||||||||||||||||||||||||||||

【来源】唇形科植物紫苏的干燥叶（或带嫩枝）。

【口诀】紫苏叶，特异香。

【说明】特异香：紫苏叶有特异的香气。

【功效】辛，温。解表散寒，行气宽中。

【验方】紫苏叶9g，煎汤服，可解鱼蟹毒。

大青叶

【来源】十字花科植物菘蓝的干燥叶。

【口诀】大青叶主脉干菜。

【说明】1.大青：叶片多呈暗灰蓝色。

2.主脉：主脉白色明显。

3.干菜：干菜叶味。

【功效】苦，寒。清热解毒，凉血消斑。

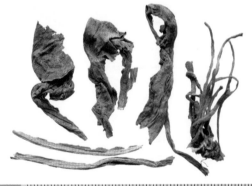

mm

艾 叶

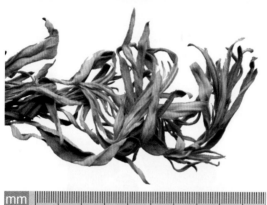

mm ||||||||||||||||||||||||||||||||||||||||||||||||||||||||||

【来源】菊科植物艾的干燥叶。

【口诀】艾叶香，搓不碎。

【说明】1.香：艾叶有特异的香气。

2.搓不碎：艾叶揉之成球，搓之成条，反正搓不成
碎末。

【功效】辛、苦，温；有小毒。温经止血，散寒调经，
安胎。

【验方】艾叶50g，花椒9g，地肤子15g，白鲜皮15g，
水煎熏洗，每日2次，可治皮肤瘙痒。

银杏叶

【来源】银杏科植物银杏的干燥叶。

【口诀】银杏叶扇形凹。

【说明】1.扇形：叶呈扇形，绿色或黄色，上缘呈不规则的波状弯曲。

2.凹：银杏叶中间有凹入。

【功效】敛肺平喘，活血化瘀，止痛。

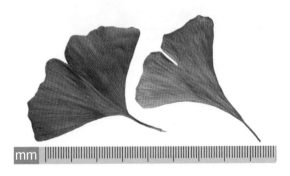

番泻叶

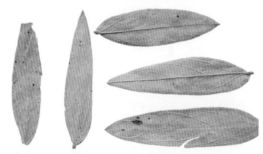

mm |||||||||||||||||||||||||||||||||||||||||||||||||||||

【来源】豆科植物狭叶番泻或尖叶番泻的干燥小叶。

【口诀】番泻基部不对称。

【说明】基部不对称：长卵形或卵状披针形，全缘，叶端急尖，叶基稍不对称。

【功效】甘、苦，寒。泻热行滞，利水，通便。

【验方】番泻叶3g，泽泻6g，山楂6g，决明子6g，后三味水煎，以煎液冲泡番泻叶，可治疗单纯性肥胖。

罗布麻叶

【来源】夹竹桃科植物罗布麻的干燥叶。

【口诀】罗布脉突缘锯碎。

【说明】1.**脉突**：主侧叶脉均在叶背面突起，叶柄短。

2.**缘锯**：边缘锯齿。

3.**碎**：质脆易碎。

【功效】甘、苦，凉。平抑肝阳，清热，利尿。

【验方】罗布麻叶3～6g，沸水浸泡，代茶饮，可降血压。

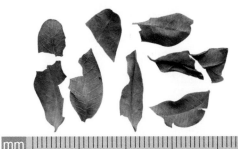

侧柏叶

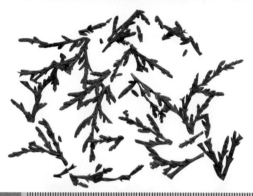

mm |||||||||||||||||||||||||||||||||||||||||

【来源】柏科植物侧柏的干燥枝梢及叶。

【口诀】侧柏叶扁柏互生。

【说明】1.扁：枝叶扁平。

2.柏：叶细鳞片状。

3.互生：交互对生。

【功效】苦、涩，寒。凉血止血，化痰止咳，生发乌发。

【验方】用鲜侧柏叶25～35g，切碎，浸泡于
60%～75%酒精100ml中，7天后滤出备用。用时将药液
涂于脱发部位，每日3～4次擦头皮，治疗秃发。

枸骨叶

【来源】冬青科植物枸骨的干燥叶。

【口诀】枸骨叶，革有刺 。

【说明】1.革：叶片厚，革质。

2.刺：叶先端具3枚较大的硬刺齿，顶端1枚常反曲，基部两侧有时各具刺齿1~3枚。

3.有些长卵形叶无刺齿。

【功效】清热养阴，平肝，益肾。

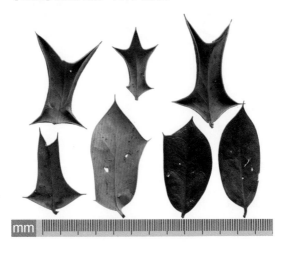

石 韦

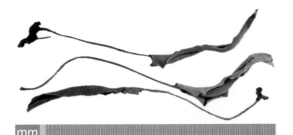

mm

【来源】水龙骨科植物庐山石韦、石韦或有柄石韦的干燥叶。

【口诀】石韦棕星脉间孢。

【说明】1.棕星：密生红棕色星状毛。

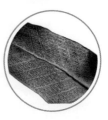

2.脉间孢：侧脉间布满孢子囊群。

【功效】甘、苦，微寒。利尿通淋，清肺止咳，凉血止血。

棕榈

【来源】棕榈科植物棕榈的干燥叶柄。

【口诀】棕榈硬韧纤维。

【说明】1.榈：有纵直皱纹。

2.硬韧：质硬而韧。

3.纤维：断面纤维性。

【功效】苦、涩，平。收涩止血。

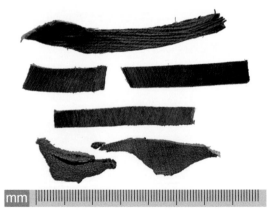

五、花类

厚朴花

【来源】木兰科植物厚朴或凹叶厚朴的干燥花蕾。

【口诀】厚朴花瓣两面糙。

【说明】两面糙：厚朴花瓣长大且厚，两面粗糙。

【功效】理气，化湿。

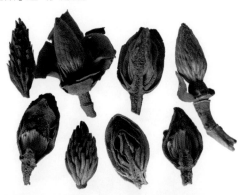

mm

【来源】木兰科植物望春花、玉兰或武当玉兰的干燥花蕾。

【口诀】辛夷毛笔头。

【说明】辛夷形似毛笔头，气芳香，味辛凉。

【功效】辛，温。发散风寒，通鼻窍。

【验方】辛夷、苍耳子、白芷各30g，薄荷10g，制成散剂，每服7g，日三服，可治疗鼻塞，鼻涕量少。

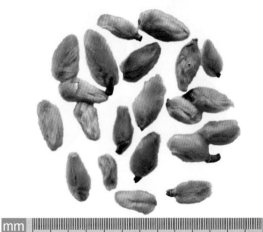

mm

金银花

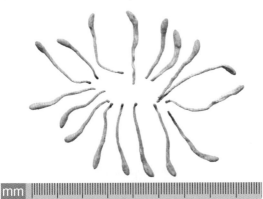

mm

【来源】忍冬科植物忍冬的干燥花蕾或带初开的花。

【口诀】金银花毛鼓槌。

【说明】<u>1.毛:</u> 金银花表面密被短柔毛。

<u>2.鼓槌:</u> 金银花呈上粗下细的棒状，形似小军鼓的鼓槌。

【功效】甘，寒。清热解毒，疏散风热。

【验方】金银花15g，水煎服，药渣外敷患处，可治疗痈疮初起，红肿热痛者。

山银花

【来源】忍冬科植物灰毡毛忍冬、红腺忍冬、华南忍冬或黄褐毛忍冬的干燥花蕾或带初开的花。

【口诀】山银花细长细短。

【说明】1.细长：灰毡毛忍冬、红腺忍冬均可长至4.5cm（金银花长至3cm）；上部直径不超2cm（金银花上部直径3cm），看上去比金银花细长。

2.细短：华南忍冬、黄褐毛忍冬直径都不超过2cm，长有1cm者，比金银花细短。也有的可长至3.5cm，比金银花细长。反正山银花与金银花相比，要么细长要么细短。

【功效】清热解毒，凉散风热。

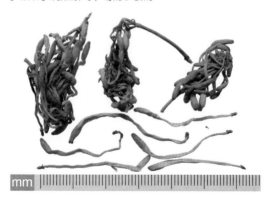

mm
180

绿萼梅

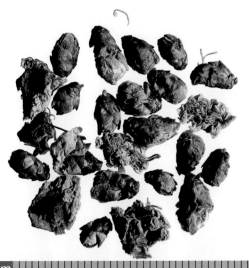

mm ||||||||||||||||||||||||||||||||||||||||||||

【来源】蔷薇科植物梅的干燥花蕾。

【口诀】梅花清香微苦涩。

【说明】1.清香：梅花气清香。

2.微苦涩：梅花味微苦、涩。

【功效】微酸、涩，平。开郁和中，化痰解毒。

玫瑰花

【**来源**】蔷薇科植物玫瑰的干燥花蕾。

【**口诀**】玫瑰花托半球形。

【**说明**】**花托半球形**：玫瑰花的花托半球形。

【**功效**】甘、微苦，温。疏肝解郁，活血止痛。

【**验方**】玫瑰花12g、半夏、红枣、紫苏梗各10g，水煎服，日一剂，分三服，可用以治疗梅核气。

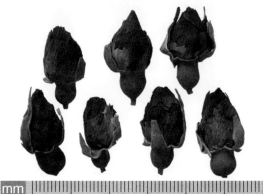

月季花

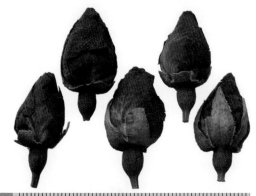

mm |||||||||||||||||||||||||||||||||||||||||||||||||||||||||||||

【来源】蔷薇科植物月季的干燥花。

【口诀】月季花托似酒杯。

【说明】**花托似酒杯**：月季花的花托长圆形，略似高脚酒杯状。

【功效】甘，温。活血调经，疏肝解郁，消肿解毒。

鸡冠花

【来源】苋科植物鸡冠花的干燥花序。

【口诀】鸡冠花鳞、苞、花被，"小跳蚤"。

【说明】1.鳞：鸡冠花主体是穗状花序，其上密生线状鳞片。

2.苞、花被：穗状花序上密生多数小花，商品中大多不见，只能见到膜质的宿存的苞片和花被片。

3."小跳蚤"：鸡冠花上常带有小黑种子，直径约1mm，一侧弧形，另侧略平，有小突起，形似小跳蚤。

【功效】收敛止血，止带止痢。

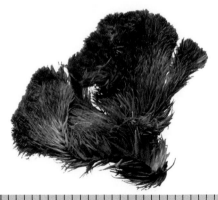

mm |||||||||||||||||||||||||||||||||||||||

款冬花

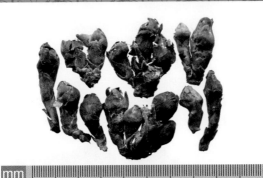

mm |||||||||||||||||||||||||||||||||||||||||||||||||||||||||||||||||

【来源】菊科植物款冬的干燥花蕾。

【口诀】款冬花红，鳞棉毛。

【说明】**1.红：**款冬花外表面紫红色或淡红色，内表面气香。

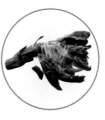

2.鳞：款冬花外表面密被鱼鳞状苞片。

3.棉毛：款冬花折断面密被白色棉絮状茸毛。

【功效】辛、微苦，温。润肺下气，止咳化痰。

【验方】款冬花、百合等份为末，炼蜜为丸，每丸9g，临睡前服用，日一丸，姜汤送服，可治疗喘嗽不止，或痰中有血。

丁香

【来源】桃金娘科植物丁香的干燥花蕾。

【口诀】丁香钉子香。

【说明】1.钉子：丁香上粗下尖，形似小钉子。

2.香：丁香香气浓烈。

【功效】辛，温。温中降逆，散寒止痛，补肾助阳。

【验方】丁香1~2个，时时含口中，可治疗口臭。

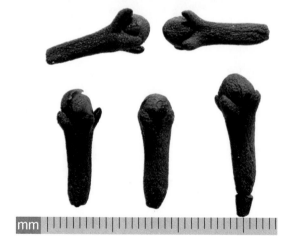

母丁香

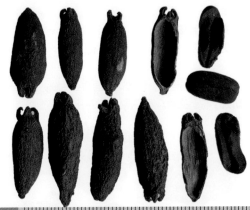

【来源】桃金娘科植物丁香的成熟干燥果实。

【口诀】母丁香卵圆萼如钩。

【说明】1.卵圆：母丁香果实呈卵圆形或至长椭圆形。

2.萼如钩：母丁香顶端有齿状萼片4枚，向中间弯曲，形似4个小钩。

【功效】温中降逆，补肾助阳。

密蒙花

【来源】马钱科植物密蒙花的干燥花蕾及其花序。

【口诀】密蒙花密蒙。

【说明】1.密: 为花蕾密集的花序小分枝，呈不规则圆锥状。

2.蒙: 有遮盖的意思，密蒙花表面密被毛绒。

【功效】甘，微寒。清热泻火，养肝明目，退翳。

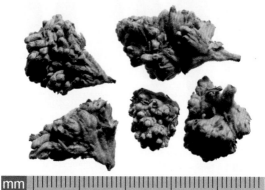

mm

凌霄花

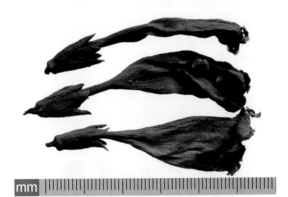

【来源】紫葳科植物凌霄或美洲凌霄的干燥花。

【口诀】凌霄花萼钟，裂至中。

【说明】1.凌霄花萼钟：凌霄花萼筒钟状，长2~2.5cm。

2.裂至中：裂片5，裂至中部。萼筒基部至萼齿尖有5条纵棱。

【功效】甘、酸，寒。破瘀通经，凉血祛风。

芫花

【来源】瑞香科植物芫花的干燥花蕾。

【口诀】芫花紫四毛。

【说明】1.紫：芫花表面淡紫色，又名"紫芫花"。

2.四：先端四裂。

3.毛：芫花表面密被短柔毛，质软。

【功效】苦、辛，温；有毒。泻水逐饮，祛痰止咳，杀虫疗疮。

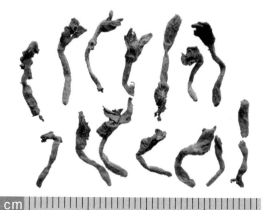

cm |||||||||||||||||||||||||||||||||||||||||||||||||||

槐花

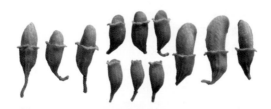

mm |||||||||||||||||||||||||||||||||||||||||||||||

【来源】豆科植物槐的干燥花及花蕾。

【口诀】槐花黄绿萼，五裂一条线。

【说明】1.黄绿萼：槐花的花萼钟状，黄绿色，花萼下部有数条纵纹。

2.五裂一条线：槐花花萼五浅裂，裂片呈钝角，略外翻，侧面观花萼上缘排成一条线。

【功效】苦，微寒。凉血止血，清肝泻火。

【验方】槐米30g，蚤休15g，生甘草15g，烘干研末，日一剂，早晚2次，以温水送服，配合局部热敷，可治疗乳痈。

菊花

【来源】菊科植物菊的干燥头状花序。

【口诀】菊花香软甘微苦。

【说明】1.香：菊花有特异清香。

2.软：菊花瓣松软，略有弹性——掺了加重粉的质硬脆。

3.甘微苦：菊花味甘、微苦。

【功效】甘、苦，微寒。疏散风热，平抑肝阳，清肝明目，清热解毒。

【验方】菊花10g，槐花10g，荠菜花10g，沸水浸泡，代茶饮，可治疗高血压出现的头晕眼花。

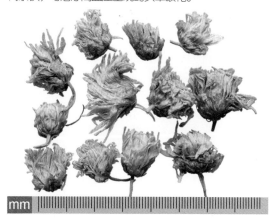

mm

野菊花

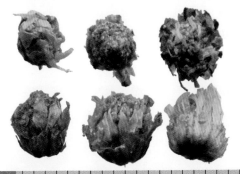

mm |　|　|　|　|　|　|　|　|　|　|　|　|　|　|　|

【来源】菊科植物野菊的干燥头状花序。

【口诀】野菊花小苦。

【说明】1.小：野菊花直径0.3～1cm。

2.苦：味道苦。

【功效】苦、辛，微寒。清热解毒。

【验方】野菊花、蒲公英、紫花地丁各15g，连翘10g，日一剂，顿服，可治疗热毒蕴结所致咽喉肿痛。

旋覆花

【来源】菊科植物旋覆花或欧亚旋覆花的干燥头状花序。

【口诀】旋覆花，白毛毛。

【说明】白毛毛：果实顶端有多数白色冠毛，冠毛直接生于果实上。

【功效】苦、辛、咸，微温。降气行水化痰，降逆止呕。

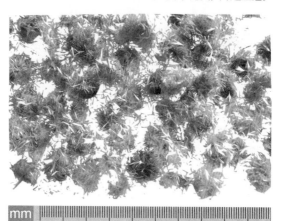

红花

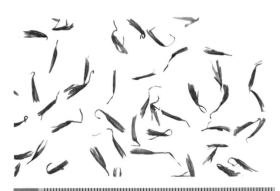

【来源】菊科植物红花的干燥花。

【口诀】红花5，蕊黄白。

【说明】1.红花5：花冠筒红色，细长5裂，放水中将水染成黄色。

2.蕊黄白：雄蕊5，黄白色。

【功效】辛，温。活血通经，祛瘀止痛。

【验方】红花5~10g，放入水杯中，先用少许凉开水浸泡半小时，再用开水冲泡15min后，代茶饮，可治疗瘀阻心脉的胸闷，心痛。

西红花

【来源】鸢尾科植物番红花的干燥柱头。

【口诀】西红花，喇叭锯，裂水黄，蓝紫褐。

【说明】1.喇叭锯：西红花柱头泡开呈喇叭口状，顶端边缘锯齿状。

2.裂水黄：西红花内侧有一裂隙，水浸液呈黄色。

3.蓝紫棕：在西红花上滴一滴硫酸，酸液显蓝色经紫色缓缓变为红褐色或棕色。

【功效】甘，微寒。活血化瘀，凉血解毒，解郁安神。

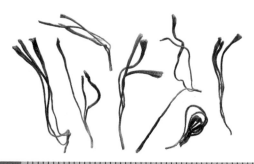

合欢花

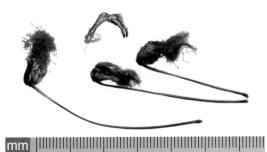

mm |||||||||||||||||||||||||||||||||||||||||||||||||||||||||||

【来源】豆科植物合欢的干燥花序。

【口诀】合欢花粉红毛。

【说明】粉红毛：合欢花的花丝粉红色，伸出花冠筒外，细如毛状。

【功效】甘，平。解郁安神。

谷精草

【来源】谷精草科植物谷精草的干燥带花茎的头状花序。

【口诀】谷精草半球尖扭茎。

【说明】1.半球: 头状花序呈半球形，直径4～5mm。

2.尖: 顶端尖。

3.扭茎: 花茎有扭曲的皱纹。

【功效】辛、甘，平。疏散风热，明目，退翳。

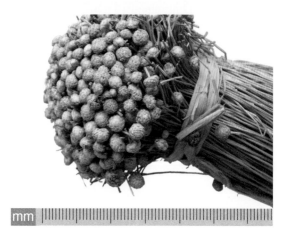

蒲黄

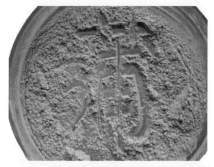

mm

【来源】香蒲科植物水烛香蒲、东方香蒲或同属植物的干燥花粉。

【口诀】蒲黄圆形边光滑。

【说明】圆形边光滑：蒲黄与其他植物的花粉很像，须做显微鉴定。在显微镜下，花粉粒类圆形或椭圆形，直径17~29μm，表面有网状雕纹，周边轮廓线光滑。

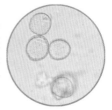

【功效】甘，平。止血，化瘀，利尿。

【验方】蒲黄、五灵脂各等量，研成细粉，每服6g，日三服，饭前温服，可治疗经来腹痛，下腹无压痛。

莲须

【来源】睡莲科植物莲的干燥雄蕊。

【口诀】莲须细，花药扭。

【说明】1.细：莲须商品包括花丝、花药两部分，花丝纤细。

2.花药扭：花药呈扭曲状。

【功效】固肾涩精。

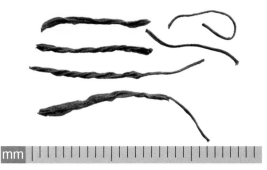

mm ||||||||||||||||||||||||||||||||||||||||||||||||

莲房

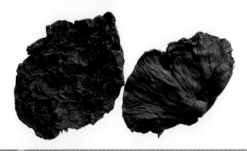

mm

【来源】睡莲科植物莲的干燥花托。

【口诀】莲房倒锥小圆孔。

【说明】1.倒锥：莲房倒圆锥状或漏斗状。

2.小圆孔：顶面有许多小圆孔。

【功效】化瘀止血。

松花粉

【来源】松科植物马尾松、油松或同属数种植物的干燥花粉。

【口诀】松花粉，有气囊。

【说明】有气囊：松花粉与其他植物花粉也不易区分，须做显微鉴定。显微镜下，花粉粒椭圆形，两侧各有一膨大的气囊。

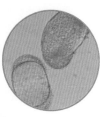

【功效】燥湿，收敛止血。

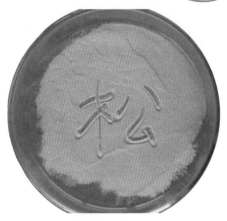

六、果实种子类

瓜蒌皮

【来源】葫芦科植物栝楼或双边栝楼的干燥成熟果皮。

【口诀】瓜蒌皮，卷焦糖。

【说明】1.卷：瓜蒌皮常切成二至数瓣，边缘向内卷曲，外表面橙红色或橙黄色。

2.焦糖气：具焦糖气。

【功效】清化热痰，利气宽胸。

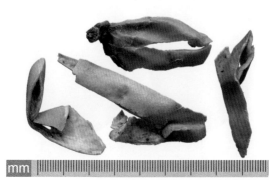

瓜蒌子

【来源】葫芦科植物栝楼或双边栝楼的干燥成熟种子。

【口诀】瓜蒌子，椭圆沟。

【说明】1.椭圆：瓜蒌子呈扁平椭圆形。

2.沟：沿边缘有1圈沟纹。

3.瓜蒌子种皮坚硬，内种皮灰绿色，子叶黄白色。

【功效】润肺化痰，滑肠通便。

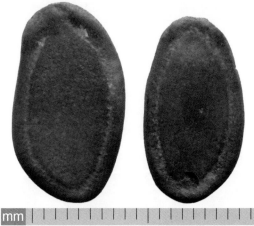

mm

瓜蒌

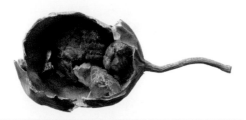

mm

【来源】葫芦科植物栝楼或双边栝楼的干燥成熟果实。

【口诀】瓜蒌皮子全，果瓤甜。

【说明】1.瓜蒌皮子全：瓜蒌就是完整瓜蒌皮包着瓜蒌子，呈类球形或宽椭圆形。

2.果瓤甜：果瓤橙黄色，黏稠，味甜，与多数种子粘结成团。

【功效】甘、微苦，寒。清热化痰，润肠通便。

罗汉果

【来源】葫芦科植物罗汉果的干燥果实。

【口诀】罗汉果，轻薄甜。

【说明】1.轻薄：罗汉果球形，体轻，果皮薄。

2.甜：味甜。

【功效】清热润肺，润肠通便。

【验方】罗汉果1个，热水冲泡，代茶饮，可治疗咽疼失音。

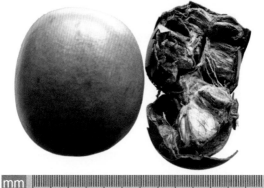

川楝子

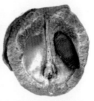

mm ||||||||||||||||||||||||||||||||||||||||||||||||||

【来源】楝科植物川楝的干燥成熟果实。

【口诀】川楝子棕点黑种子。

【说明】1.棕点：川楝子表面金黄色至棕黄色，具棕色小点。

2.黑种子：川楝子饮片可见6～8室，每室含黑棕色长圆形的种子1粒。

【功效】苦，寒；有小毒。行气止痛，杀虫。

【验方】川楝子、延胡索各等量，研成细粉，每服10g，日三服，可治疗肝郁化火的胸腹胁肋诸痛，口苦，脉弦数。

路 路 通

【来源】金缕梅科植物枫香树的干燥成熟果序。

【口诀】**路路通，孔刺球。**

【说明】**孔刺球：**路路通呈圆球形，表面有多数尖刺及喙状小钝刺。刺间有多个蜂窝状小孔。

【功效】苦，平。祛风湿，活血止痛。

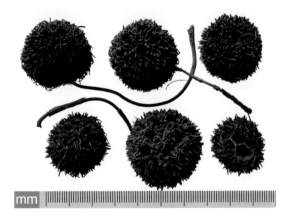

草豆蔻

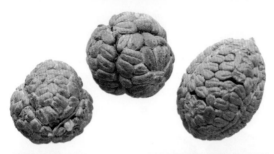

mm |||||||||||||||||||||||||||||||||||||||||||||||||||||

【来源】姜科植物草豆蔻的干燥近成熟种子。

【口诀】草豆蔻，一子一刀味辛苦。

【说明】1.一子一刀：草豆蔻是类球形的种子团，每粒种子背面长方形，上有一条纵向凹沟，像刀切的一样。

2.味辛苦：草豆蔻气香；味辛、微苦。

【功效】辛，温。燥湿健脾，温胃止呕。

胡 椒

【来源】胡椒科植物胡椒的干燥近成熟或成熟果实。果实呈暗绿色时采收，晒干，为黑胡椒，擦去果肉，晒干，为白胡椒。

【口诀】胡椒辛辣。

【说明】辛辣：胡椒味辛辣而热。

【功效】辛，热。温中散寒，下气消痰。

mm

荜澄茄

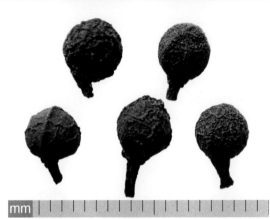

mm | | | | | | | | | | | | | | |

【来源】樟科植物山鸡椒的干燥成熟果实。

【口诀】荜澄茄，黑网香。

【说明】1.皮黑：类球形，表面黑褐色或棕褐色。

2.网：表面有网状皱纹。

3.香：芳香，味稍辣而微苦。

【功效】辛，温。温中散寒，行气止痛。

豆蔻

【来源】姜科植物白豆蔻或爪哇白豆蔻的干燥成熟果实。

【口诀】豆蔻白，樟脑味。

【说明】1.白：豆蔻表面黄白色，又名"白豆蔻"。

2.樟脑味：豆蔻种子味辛凉略似樟脑。

【功效】辛，温。化湿行气，温中止呕。

【验方】豆蔻研成细粉，每服6g，日三服，可治疗胃寒湿阻气滞呕吐。

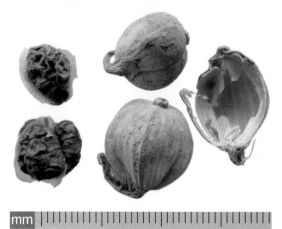

mm

蔓荆子

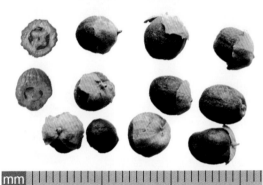

mm |||||||||||||||||||||||||||||||||||||||||||||||||

【来源】马鞭草科植物单叶蔓荆或蔓荆的干燥成熟果实。

【口诀】蔓荆子，包宿萼，气特异。

【说明】1.包宿萼：蔓荆子表面被灰白色宿萼，宿萼为果实的1/3～2/3。

2.气特异：气特异而芳香。

3.蔓荆子味淡、微辛。

【功效】辛、苦，寒。疏散风热，清利头目。

王不留行

【来源】石竹科植物麦蓝菜的干燥成熟种子。

【口诀】王不留行，黑红沟颗粒。

【说明】1.黑红：王不留行呈球形，表面黑色或红棕色。有细密颗粒状突起。

2.沟：表面一侧有一凹陷的纵沟。

3.颗粒：表面密布颗粒状突起。

【功效】苦，平。活血通经，下乳消痈，利尿通淋。

【验方】王不留行、穿山甲（炮）、龙骨、瞿麦穗、麦冬各等份为末，每服5g，热酒调下，服药后再吃猪蹄汤，可治妇女乳少。

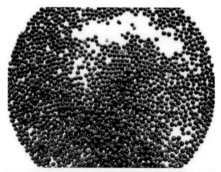

芥子

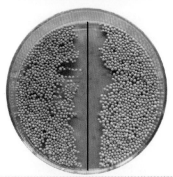

mm |||||||||||||||||||||||||||||||||||||||||||||||||||||||||||||||

【来源】十字花科植物白芥或芥的干燥成熟种子。

【口诀】芥子油辣纹。

【说明】油辣纹：芥子有油性，味辛辣。表面有细微网纹。

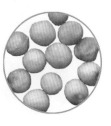

【功效】辛，温。温肺化痰，利气，散结消肿。

【验方】白芥子15g，温水中泡软，搅拌成泥状，外敷少腹膀胱胀满部位，治产后尿潴留。

紫苏子

【来源】唇形科植物紫苏的干燥成熟果实。

【口诀】紫苏子，网脆香。

【说明】1.网：紫苏子类球形，表面有微隆起的暗紫色网纹。

2.脆：果皮薄而脆，易压碎，有油性。

3.香：紫苏子压碎有香气，味微辛。

【功效】辛，温。降气化痰，止咳平喘，润肠通便。

【验方】紫苏子、莱菔子各6g，白芥子3g，共研细末，每服3～6g，日二次，可治疗痰壅气滞，症见咳嗽喘逆，痰多胸痞，食少难消。

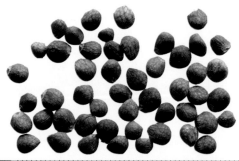

mm

花椒

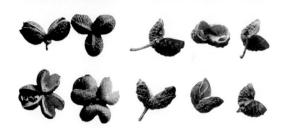

mm |||||||||||||||||||||||||||||||||||||||||||||||||||||||||||||

【来源】芸香科植物青椒或花椒的干燥成熟果皮。

【口诀】花椒麻。

【说明】花椒麻：花椒香气浓，味麻辣而持久。

【功效】辛，温。温中止痛，杀虫止痒。

【验方】花椒20粒，食醋100g、糖少许，煎煮后去花椒，晨起顿服，可治疗胆道蛔虫病。

菟丝子

【来源】旋花科植物菟丝子的干燥成熟种子。

【口诀】菟丝子，突点凹脐"吐丝"。

【说明】1.突点：菟丝子表面灰棕色或黄棕色，具细密突起小点。

2.凹脐：一端微凹的线性种脐。

3."吐丝"：菟丝子放热水中浸泡（或水煮），待种子胀大后，胚便会伸出种皮，在种子外盘卷成钟表的发条状，形如吐丝。

【功效】甘，温。补肾益精，养肝明目，止泻，安胎。

【验方】将菟丝子100g，五味子50g，置于酒瓶中，加低度白酒100ml，加酒后密封瓶口，每日振摇1次，浸泡10天后开始饮用，每次15 ml，日二服，可治疗肾阳不足夜尿频数，小便失禁，心悸失眠等症。

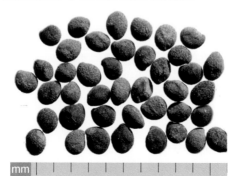

mm

五味子

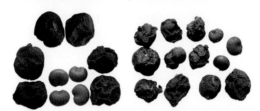

北五味子　　　　　南五味子

mm

【来源】木兰科植物五味子或华中五味子的干燥成熟果实。前者习称"北五味子"；后者习称"南五味子"。

【口诀】北五味酸，5~8，种子肾形表面滑。

南五味小，4~6，种子类球种脊麻。

【说明】1.北五味子果肉酸；直径5~8mm；种子肾形，表面光滑。

2.南五味子直径4~6mm；种子类球形，种脊部分有突起的麻点。

【功效】酸、甘，温。收敛固涩，益气生津，补肾宁心。

乌梅

【来源】蔷薇科植物梅的干燥近成熟果实。

【口诀】乌梅肉酸核麻点。

【说明】1.乌梅肉酸：乌梅肉极酸。

2.核麻点：果核表面有多数凹点，像麻子坑。

【功效】酸、涩，平。敛肺止咳，涩肠止泻，安蛔止痛，生津止渴。

【验方】乌梅10g加适量醋捣烂如泥，外搽患处，日换一次，可治疗化脓性指头炎。

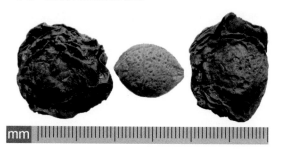

mm

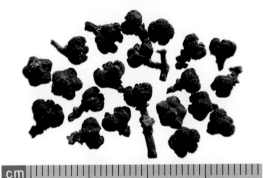

cm

【来源】芸香科植物吴茱萸、石虎或疏毛吴茱萸的干燥近成熟果实。

【口诀】吴茱萸5，香辣苦。

【说明】1.吴茱萸5：吴茱萸顶端有五角星状的裂隙。

2.香辣苦：芳香浓郁，辛辣而苦。

【功效】辛、苦，热；有小毒。散寒止痛，降逆止呕，助阳止泻。

【验方】吴茱萸60g，人参30g，生姜50g，大枣12枚，水煎服，日一剂，分三服，可治疗头痛，干呕，吐涎沫。

急性子

【**来源**】凤仙花科植物凤仙花的干燥成熟种子。

【**口诀**】急性子扁圆，表面稀疏小白点。

【**说明**】**1.急性子扁圆：** 急性子呈扁椭圆形、扁圆形或卵圆形，长2~3mm，宽1.5~2.5mm。

2.表面稀疏小白点： 表面有稀疏的白色或浅黄棕色小点。

【**功效**】微苦、辛，温；有小毒。破血软坚，消积。

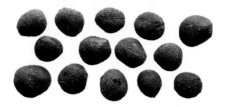

马兜铃

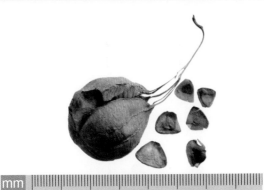

【来源】马兜铃科植物北马兜铃或马兜铃的干燥成熟果实。

【口诀】马兜铃，果皮纵横线，种子像小扇。

【说明】1.果皮纵横线：马兜铃果皮有纵棱线12条，由棱线分出多数横向平行的细脉纹。

2.种子像小扇：种子多数，扁平而薄，钝三角形或扇形，边缘有翅。

【功效】苦，微寒。清肺化痰，止咳平喘，清肠消痔。

锦灯笼

【来源】茄科植物酸浆的干燥宿萼或带果实的宿萼。

【口诀】锦灯笼，红灯笼。

【说明】红灯笼：锦灯笼呈灯笼状，表面橙红色或橙黄色。

【功效】苦，寒。清热解毒，利咽化痰，利尿通淋。

【验方】锦灯笼2～3个，热水冲泡，代茶饮，可治疗咽喉疼痛。

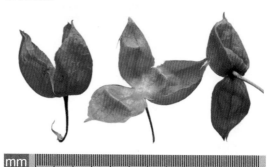

mm

娑罗子

mm ||||||||||||||||||||||||||||||||||||||||||||||||||||||||||||||||||||

【来源】七叶树科植物七叶树、浙江七叶树或天师栗的干燥成熟种子。

【口诀】娑罗子，大种脐。

【说明】**大种脐：**娑罗子似板栗，凹凸不平。种脐色较浅，近圆形，约占种子面积的1/4或1/2。

【功效】甘，温。疏肝解郁，和胃止痛。

草果

【来源】姜科植物草果的干燥成熟果实。

【口诀】**草果圆锥形，种背一小坑。**

【说明】1.**草果圆锥形**：草果种子为圆锥状多面体。

2.**种背一小坑**：种子背面（大的一面）有一凹窝。

3.有特异香气。

【功效】辛，温。燥湿温中，除痰截疟。

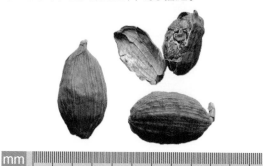

诃 子

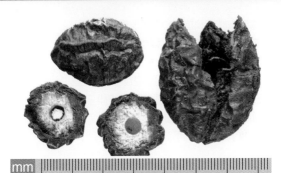

mm ||||||||||||||||||||||||||||||||||||||||||||||||||||

【来源】使君子科植物诃子或绒毛诃子的干燥成熟果实。

【口诀】诃子纵棱一核。

【说明】1.纵棱：诃子表面有5～6条纵棱线及不规则皱纹。

2.一核：果核一枚，内含种子一粒。

3.诃子气微，味酸涩后甜。

【功效】苦、酸、涩，平。涩肠止泻，敛肺止咳，降火利咽。

【验方】诃子100g，水煎500ml，加米醋500ml煮沸，用药液浸洗患部，可治疗湿疹。

青果

【来源】橄榄科植物橄榄的干燥成熟果实。

【口诀】青果两头尖,皱纹三三。

【说明】1.两头尖:青果纺锤形,两端钝尖。

2.皱纹:青果表面有不规则的皱纹。

3.三三:果核棱形,断面3室,3枚种子。

4.青果味涩,久嚼微甜。

【功效】甘、酸,平。清热解毒,利咽,生津。

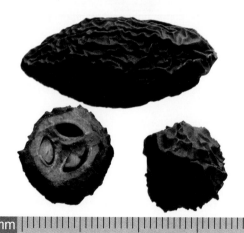

mm

使君子

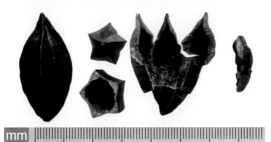

mm ||||||||||||||||||||||||||||||||||||||||||||||||||||||||||||||||||||||

【来源】使君子科植物使君子的干燥成熟果实。

【口诀】使君子五棱如五星。

【说明】1.五棱如五星：使君子5纵棱，断面呈五角星状。

2.使君子内有种子1枚，有油性，味微甜。

【功效】甘，温。杀虫消积。

胖大海

【来源】梧桐科植物胖大海的干燥成熟种子。

【口诀】胖大海皮薄能膨大。

【说明】1.皮薄：胖大海外种皮极薄，易脱落。

2.能膨大：中层种皮遇水膨大4~6倍。

【功效】甘，寒。清肺化痰，利咽开音，润肠通便。

【验方】胖大海15g，开水冲泡，可治疗肺热声哑，咽喉疼痛，咳嗽。

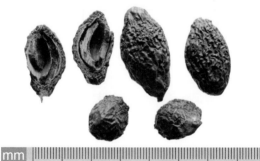

mm

榧子

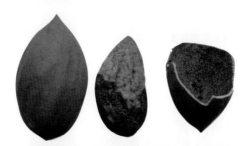

mm ||||||||||||||||||||||||||||||||||||||||||||||||||||||||||

【来源】红豆杉科植物榧的干燥成熟种子。

【口诀】榧子皮硬褐膜油。

【说明】1.皮硬：榧子种皮质硬，厚约1mm。

2.褐膜：种仁外胚乳膜质，灰褐色。

3.油：内胚乳黄白色，肥大，富油性。

【功效】甘，平。杀虫消积，润肠通便，润肺止咳。

【验方】榧子去壳取肉（焙）、生大黄各等份，研末，开水冲服，日三次，每次[（年龄＋1）×0.4]g，连服1周，治疗小儿蛲虫病。

荔枝核

【来源】无患子科植物荔枝的干燥成熟种子。

【口诀】荔枝核浅色种脐。

【说明】浅色种脐：荔枝核一端有类圆形黄棕色种脐，直径约为7mm。

【功效】甘、微苦，温。行气散结，祛寒止痛。

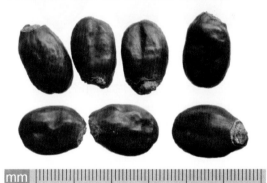

mm

肉豆蔻

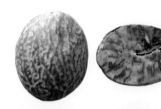

【来源】肉豆蔻科植物肉豆蔻的干燥种仁。

【口诀】肉豆蔻，理石纹，香辣味。

【说明】1.理石纹：肉豆蔻表面有网状沟纹，断面呈棕黄相间的大理石纹理。

2.香辣味：气香浓烈，味辛辣。

【功效】辛，温。涩肠止泻，温中行气。

金樱子

【来源】蔷薇科植物金樱子的干燥成熟果实。

【口诀】金樱子，小花瓶。

【说明】**小花瓶：** 金樱子倒卵形，形似小花瓶。

【功效】酸、甘、涩，平。固精缩尿止带，涩肠止泻。

【验方】金樱子、萹蓄各30g，水煎服，日一剂，分二服，可治疗肾虚不固的遗精。

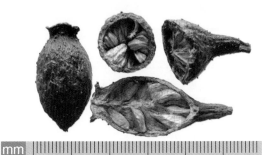

mm

栀 子

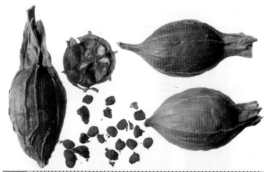

mm |||||||||||||||||||||||||||||||||||||||||||||||||||||||||||

【来源】茜草科植物栀子的干燥成熟果实。

【口诀】栀子六棱小灯笼。

【说明】1.六棱：栀子形似小灯笼，表面具6条翅状纵棱，棱间有明显纵脉纹。

2.栀子种子多数，扁卵圆形，深红色，表面具细小疣状突起，味微酸而苦。

【功效】苦，寒。泻火除烦，清热利湿，凉血解毒。

【验方】栀子7枚，烧焦，水300ml，煎至100ml，再加入生姜汁10ml，可治疗胃脘火痛。

白果

【来源】银杏科植物银杏的干燥成熟种子。

【口诀】白果骨壳黄白仁。

【说明】1.骨壳：白果外壳骨质光滑。

2.黄白仁：种仁黄白色。味甘、微苦。

【功效】甘、苦、涩，平；有毒。敛肺化痰定喘，止带缩尿。

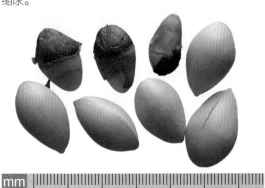

益智

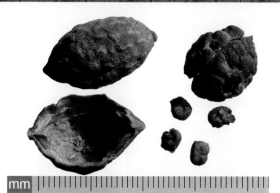

【来源】姜科植物益智的干燥成熟果实。

【口诀】益智棱线断续。

【说明】1.棱线断续：益智表面有纵向断续突起的棱线。

2.益智种子扁圆形，略有钝棱，直径约3mm，具特异香气。

【功效】辛，温。暖肾固精缩尿，温脾开胃摄唾。

柿蒂

【来源】柿树科植物柿的干燥宿萼。

【口诀】柿蒂有边小锅盖。

【说明】有边小锅盖：柿蒂椭圆形，顶端有残存果梗，形似小锅盖。边有裂片4枚，多反卷，易破碎。

【功效】甘、酸，平。清热解毒，利咽，生津。

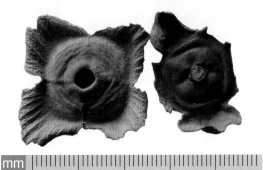

枸杞子

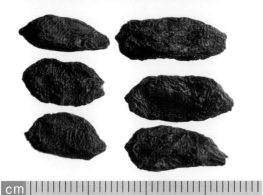

cm |||||||||||||||||||||||||||||||||||||||||||||||||

【来源】茄科植物宁夏枸杞的干燥成熟果实。

【口诀】枸杞红，果梗白，种子扁，味道甜。

【说明】1.红：枸杞表面红色。

2.果梗白：一端有白色果梗痕。

3.种子扁：种子类肾形，扁而翘。

4.味道甜：果肉味甜。

【功效】甘，平。滋补肝肾，益精明目。

【验方】枸杞子10g，菊花8朵，沸水浸泡，代茶饮，可缓解视力疲劳。

巴豆

【来源】大戟科植物巴豆的干燥成熟果实。

【口诀】巴豆三棱卵圆形，硬壳软仁有毒性。

【说明】1.巴豆三棱卵圆形：巴豆呈圆形，一般具三棱，表面有纵棱6条。

2.硬壳软仁有毒性：外壳硬，内有种子3枚，质软油质，有毒勿尝。

【功效】辛，热；有大毒。峻下冷积，逐水退肿，祛痰利咽，外用蚀疮。

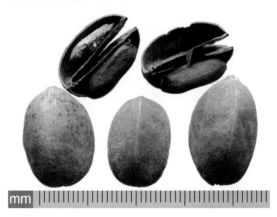

苍耳子

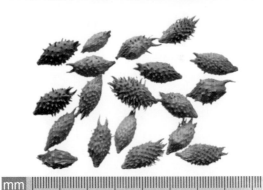

mm |||||||||||||||||||||||||||||||||||||||||||||||||||||||||||||||||

【来源】菊科植物苍耳的干燥成熟带总苞的果实。

【口诀】苍耳子，小刺猬。

【说明】"小刺猬"：苍耳子全体有钩刺，形似小刺猬。

【功效】辛、苦，温；有毒。发散风寒，通鼻窍，祛风湿，止痛。

【验方】苍耳子焙成深棕色后研粉，每服3～5g，日三服，连服2周，可治疗鼻炎。

砂仁

【来源】 姜科植物阳春砂、绿壳砂或海南砂的干燥成熟果实。

【口诀】 砂仁短刺种辛凉。

【说明】 1.**短刺**：带皮砂仁椭圆形，表面密生刺状突起，长约1mm。

2.**种辛凉**：种子味辛凉、微苦。

【功效】 辛，温。化湿行气，温中止泻，安胎。

【验方】 砂仁2g，嚼服，日三次，可开胃行气，治疗呃逆。

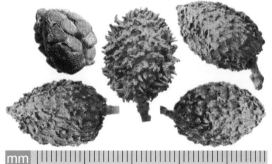

莲 子

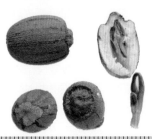

mm ||||||||||||||||||||||||||||||||||||||||||||||||||

【来源】睡莲科植物莲的干燥成熟种子。

【口诀】莲子小鼓小绿心。

【说明】1.莲子小鼓：莲子椭圆形，中部宽两端略狭，颇似小腰鼓。

2.小绿心：中部具绿色莲子心，去心的多有裂口。

【功效】甘、涩，平。固精止带，补脾止泻，益肾养心。

【验方】莲子20粒，龙眼肉10颗，水煎服，临睡前服用，可治疗一般性失眠。

红豆蔻

【来源】姜科植物大高良姜的干燥成熟果实。

【口诀】红豆蔻，红葫芦戴白帽。

【说明】1.红葫芦：红豆蔻呈长球形，中部略细，像葫芦。表面红棕色或暗红色，故曰"红葫芦"。

2.戴白帽：红豆蔻顶端（与果梗相对的一端）有黄白色管状宿萼。

3.红豆蔻果皮薄，内有种子6枚，气香，味辛辣。

【功效】辛，温。燥湿散寒，醒脾消食。

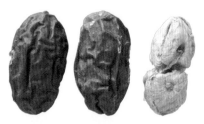

鸦胆子

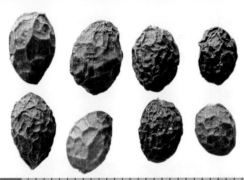

mm

【来源】苦木科植物鸦胆子的干燥成熟果实。

【口诀】鸦胆子网纹侧棱苦。

【说明】1.网纹：鸦胆子果实表面网纹呈不规则多角形，种子上也具网纹。

2.侧棱：两侧有明显棱线。

3.苦：极苦。

【功效】苦，寒。有小毒。清热解毒，止痢，截疟，腐蚀赘疣。

【验方】鸦胆子仁捣烂涂敷患处，可治鸡眼、寻常疣等。

女贞子

【来源】木犀科植物女贞的干燥成熟果实。

【口诀】女贞子，肾黑皱。

【说明】肾黑皱：女贞子多呈肾形，表面黑紫色或灰黑色，具纵皱纹。

【功效】甘、苦，凉。滋补肝肾，乌须明目。

【验方】女贞子、旱莲草各等量，用桑椹膏制成丸剂。每服9g，日三服，可治疗少白头。

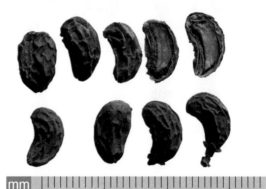

mm

薏苡仁

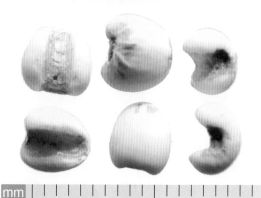

mm | | | | | | | | | | | | | | | | | | |

【来源】禾本科植物薏苡的干燥成熟种仁。

【口诀】薏苡仁，沟三分。

【说明】沟三分：薏苡仁腹面有1条较宽而深的纵沟，约占宽径的1/3。

【功效】甘、淡，凉。利水消肿，渗湿，健脾，除痹，清热排脓。

【验方】薏苡仁100g，冬瓜1000g，煎汤代茶饮，日一剂，可治疗鼻息肉。

郁李仁

【来源】蔷薇科植物欧李、郁李或长柄扁桃的干燥成熟种子。

【口诀】郁李仁，上尖下圆身脉纹。

【说明】1.上尖下圆：郁李仁一端尖，另端钝圆。

2.身脉纹：自合点处向上具多条纵向维管束脉纹。

【功效】辛、苦、甘，平。润肠通便，利水消肿。

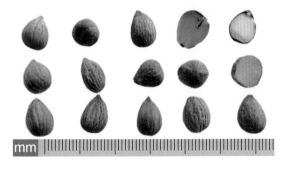

柏子仁

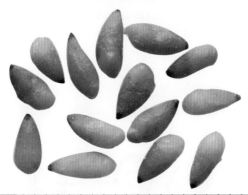

mm |　|　|　|　|　|　|　|　|　|　|　|　|　|　|

【来源】柏科植物侧柏的干燥成熟种仁。

【口诀】柏子仁油，有黑尖。

【说明】1.油：表面黄白色，质软富油性。

2.有黑尖：尖端有深褐色小点。

【功效】甘，平。养心安神，润肠通便。

【验方】柏子仁、当归等量制丸，每服9g，日三服，可治疗血虚之脱发。

火麻仁

【来源】桑科植物大麻的干燥成熟果实。

【口诀】火麻仁，表面光滑有网纹。

【说明】**表面光滑有网纹：**表面灰绿色或灰黄色，光滑，有微细的白色或棕色网纹。

【功效】甘，平。润肠通便。

【验方】火麻仁15g，粳米200g，煮粥加葱、胡椒少许空腹服用，可治疗老人慢性便秘。

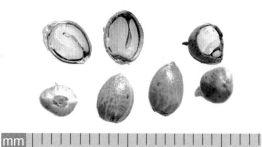

mm

莱菔子

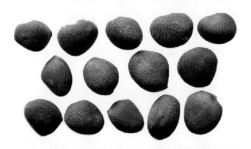

mm ||||||||||||||||||||||||||||||||||||||||||||||||

【来源】十字花科植物萝卜的干燥成熟种子。

【口诀】莱菔子扁，侧沟三。

【说明】1.扁：莱菔子呈类卵圆
形或椭圆形，稍扁。

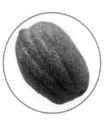

2.侧沟三：一侧有3～4条纵沟。

3.莱菔子味淡、微苦辛，像萝卜
味。

【功效】辛、甘，平。消食除
胀，降气化痰。

【验方】用炒莱菔子研末，每次20～30g，加醋调敷神
阙穴，治疗小儿疳积。

马钱子

【来源】马钱科植物马钱的干燥成熟种子。

【口诀】马钱子纽扣绢毛。

【说明】1.**纽扣**：马钱子呈纽扣状圆板状，常一面隆起，一面稍凹下。

2.**绢毛**：表面密被灰棕色或灰绿色绢状茸毛，自中间向四周辐射状排列，有丝样光泽。

3.马钱子味苦有毒，勿尝。

【功效】苦，温；有大毒。散结消肿，通络止痛。

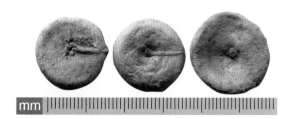

木鳖子

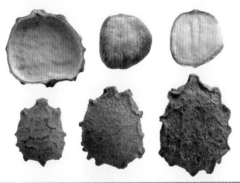

mm

【来源】葫芦科植物木鳖的干燥成熟种子。

【口诀】木鳖子，边缘突起颇似鳖。

【说明】1.边缘突起颇似鳖：木鳖子呈扁平圆板状，表面不光滑，边缘有数个突起，形似鳖。

2.木鳖子除去外层硬壳，是绿色外皮多油的种仁，有毒勿尝。

【功效】苦、微甘，凉；有毒。攻毒疗疮，消肿散结。

白扁豆

【来源】豆科植物扁豆的干燥成熟种子。

【口诀】白扁豆，白眉头。

【说明】1.白：表面淡黄白色或淡黄色。

2.扁：扁椭圆形或卵圆形。

3.白眉头：一侧边缘有隆起的白色眉状种阜。

【功效】甘，微温。补脾和中，化湿。

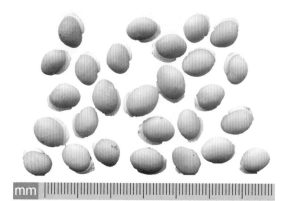

mm ||||||||||||||||||||||||||||||||||||||||||||||||||||||||

蕤仁

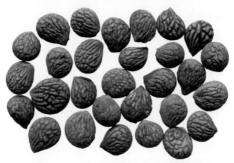

mm |||||||||||||||||||||||||||||||||||||||||||||||||||||||||||||||||||||||||||||||

【来源】蔷薇科植物蕤核或齿叶扁核木的干燥成熟果核。

【口诀】蕤仁卵圆有网沟。

【说明】1.卵圆有网沟：蕤仁为类卵圆形，稍扁。表面有明显的网状沟纹。

2.蕤仁外壳质坚硬，内含种子扁平卵圆形，味微苦。

【功效】甘，微寒。养肝明目，疏风散热。

苦杏仁

【来源】蔷薇科植物山杏、西伯利亚杏、东北杏或杏的干燥成熟种子。

【口诀】苦杏仁，扁心形，钝圆边，小横脉。

【说明】1.扁心形：苦杏仁呈扁心形，最宽处在纵轴线靠近大头的一侧。

2.钝圆边：两个面的结合处（即"边"）呈钝圆形——与桃仁区别。

3.小横脉：杏仁表面有许多扭曲的纵向脉纹，这些纵纹之间有许多小横脉相连。

【功效】苦，微温；有小毒。止咳平喘，润肠通便。

【验方】苦杏仁50g，核桃仁50g，蜂蜜适量制成丸剂，每丸10g，每服一丸，生姜汤嚼下，食后即卧，可治疗久病肺喘，咳嗽不止，睡卧不得者。

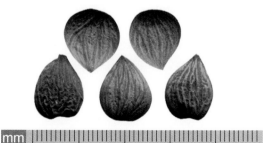

mm

桃仁

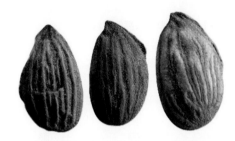

mm |||||||||||||||||||||||||||||||||||||||||

【来源】蔷薇科植物桃或山桃的干燥成熟种子。

【口诀】家桃仁，脉直顺，合点歪，边有"刃"。

【说明】1.脉直顺：家桃仁的纵脉纹直顺不曲，纵脉之间无小横脉。

2.合点歪：家桃仁的合点不在正中，而在一侧——杏仁的合点在正中。

3.边有"刃"：桃仁的"边"有一条棱线，手摸似刀刃。

【功效】苦、甘、平。活血祛瘀，润肠通便，止咳平喘。

酸枣仁

【来源】鼠李科植物酸枣的干燥成熟种子。

【口诀】酸枣仁紫红，平滑纵线纹。

【说明】1.酸枣仁紫红：酸枣仁表面紫红色或紫褐色。

2.平滑纵线纹：酸枣仁表面平滑有光泽，其中一面的中间有一条隆起的细纵线纹。

【功效】甘、酸，平。养心益肝，安神，敛汗。

【验方】酸枣仁100g，甘草10g，知母20g，茯苓20g，川芎20g，水煎服，日一剂，分三服，可治疗失眠，疲乏，心动悸。

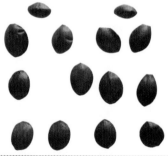

补骨脂

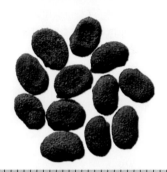

mm |||||||||||||||||||||||||||||||||||||||||||||||||||

【来源】豆科植物补骨脂的干燥成熟果实。

【口诀】补骨脂黑网香。

【说明】1.黑：补骨脂表面黑色、黑褐色或灰褐色。

2.网：表面具细微网状皱纹。

3.香：有特殊香气。

【功效】辛、苦，温。补肾壮阳，固精缩尿，温脾止泻，纳气平喘。

【验方】补骨脂12g，肉豆蔻10g，五味子10g，吴茱萸5g，生姜5g，大枣5枚，水煎服，日一剂，分二服，可治疗虚寒性久泻久痢，五更泄。

牛蒡子

【来源】菊科植物牛蒡的干燥成熟果实。

【口诀】牛蒡子，小瓜子，圆环点，纵线斑。

【说明】1.小瓜子：牛蒡子呈长倒卵形，略扁，微弯曲，像个小葵花籽。

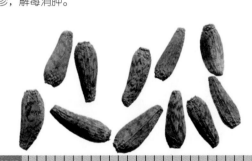

2.圆环点：顶面（大头）有圆环，中间具点状花柱残迹。

3.纵线斑：表面灰褐色，带紫黑色斑点，有数条纵棱。

【功效】辛、苦，寒。疏散风热，宣肺祛痰，利咽透疹，解毒消肿。

mm

蛇床子

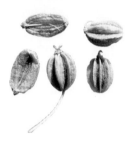

mm |　|　|　|　|　|　|　|　|　|　|　|　|　|　|　|　|　|　|

【来源】伞形科植物蛇床的干燥成熟果实。

【口诀】蛇床子背2棱5。

【说明】1.背2：蛇床子属双悬果，单个分果结合面（平坦的一面）有2条略突起的纵棱线。

2.棱5：分果的背面有薄而突起的5条棱。

3.蛇床子搓碎有香气。

【功效】辛、苦，温；有小毒。杀虫止痒，燥湿，温肾壮阳。

【验方】蛇床子、花椒、白矾、百部、苦参各15g，水煎3沸，趁热先熏蒸，再坐浴，可治疗阴痒。

南鹤虱

【来源】伞形科植物野胡萝卜的干燥成熟果实。

【口诀】南鹤虱四棱钩。

【说明】1.四棱：南鹤虱属双悬果，单个分果背面隆起，具4条窄翅状次棱。

2.钩：翅上密生1列黄白色钩刺，刺长约1.5mm。

3.南鹤虱搓碎时有特异香气。

【功效】苦、辛，平；有小毒。杀虫消积。

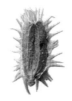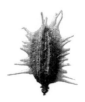

mm

鹤虱

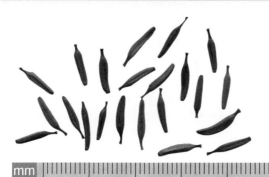

mm

【来源】菊科植物天名精的干燥成熟果实。

【口诀】鹤虱小棒槌。

【说明】<u>小棒槌</u>：鹤虱呈圆柱形，细小，像个小棒槌。
长3~4mm，直径不及1mm。

【功效】苦、辛，平。杀虫消积。

小茴香

【来源】伞形科植物茴香的干燥成熟果实。

【口诀】小茴香，有异香。

【说明】**有异香**：小茴香属双悬果，单个分果背面有纵棱5条，有特异香气，味微甜、辛。

【功效】辛，温。散寒止痛，理气和胃。

【验方】小茴香12g，当归12g，枳壳16g，水煎服，日一剂，分二服，可治疗冲任虚寒的痛经。

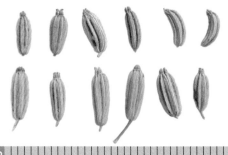

沙苑子

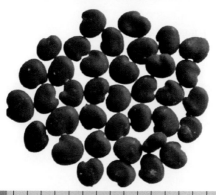

mm | | | | | | | | | | | | | | | | | |

【来源】豆科植物扁茎黄芪的干燥成熟种子。

【口诀】沙苑子，圆肾绿光滑。

【说明】1.圆肾：沙苑子扁圆肾形，直径约2~2.5mm，厚约1mm。

2.绿光滑：表面褐绿色或灰褐色，光滑。

【功效】甘，温。补肾固精，养肝明目。

车前子

【来源】车前科植物车前或平车前的干燥成熟种子。

【口诀】车前子棱角白凹脐。

【说明】1.棱角：车前子呈不规则类长圆形，每粒种子都有棱角。

2.白凹脐：其中一面有一灰白色凹点状种脐。

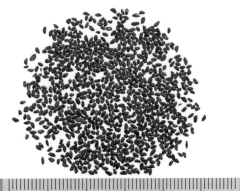

【功效】甘，微寒。利尿通淋，渗湿止泻，明目，祛痰。

【验方】车前子粉碎成末，每服6g，车前叶煎汤下，日三服，可治小便血淋作痛。

cm

黑芝麻

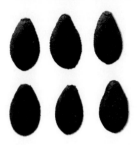

mm |||||||||||||||||||||||||||

【来源】脂麻科植物脂麻的干燥成熟种子。

【口诀】黑芝麻，油香气。

【说明】油香气：黑芝麻呈扁卵圆形，表面黑色，有油香气。

【功效】甘，平。补肝肾，益精血，润肠燥。

【验方】黑芝麻、生首乌、胡桃仁等量，首乌水煎取汁，另二味研细末，再以适量蜂蜜调成膏状，每服10～20g，日三服，治疗精亏血虚之肠燥便秘。

韭菜子

【来源】百合科植物韭菜的干燥成熟种子。

【口诀】韭菜子，皱纹密，韭菜味。

【说明】1.<u>皱纹密</u>：韭菜子半卵圆形，略扁黑色，一面突起，有细密网状皱纹。

2.<u>韭菜味</u>：有韭菜味。

【功效】辛、甘，温。温补肝肾，壮阳固精。

【验方】韭菜子、核桃仁各30g，煅龙骨9g，桑螵蛸15g，水煎服，日一剂，分三服，可治疗肾阳虚衰，下元不固的遗精遗尿。

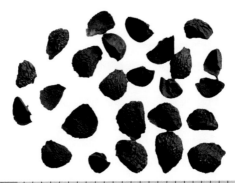

mm

葶苈子

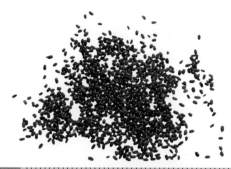

mm

【来源】十字花科植物独行菜或播娘蒿的干燥成熟种子。

【口诀】葶苈子，两条沟。

【说明】两条沟：葶苈子表面棕色，具纵沟两条。

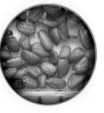

【功效】辛、苦，大寒。泻肺平喘，利水消肿。

【验方】葶苈子9g，大枣12枚，用水500ml煮大枣，煎取300ml，加入葶苈子，煎取150ml，1次服下，可治疗胸满，喘、咳，面目水肿，鼻塞涕出。

青葙子

【来源】苋科植物青葙的干燥成熟种子。

【口诀】青葙子小圆黑亮。

【说明】<u>小圆黑亮：</u>青葙子直
径1~1.5mm，扁圆形，表面黑
色，光亮。

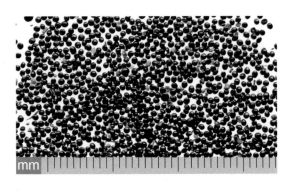

【功效】苦，微寒。清热泻火，
明目退翳。

【验方】青葙子15g，水煎2次，
取汁混匀，日一剂，分三服，可治疗高血压。

枳 壳

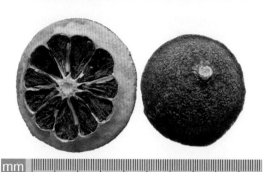

【来源】芸香科植物酸橙及其栽培变种的干燥未成熟果实。

【口诀】枳壳中果皮大于4毫米，橘子味。

【说明】1.中果皮大于4毫米：枳壳直径3～5cm，外果皮褐色，有颗粒状突起，上有点状油室，中果皮厚0.4～1.3cm。

2.橘子味：枳壳有类似橘子样香气。

【功效】苦、辛、酸，温。理气宽中，行滞消胀。

【验方】枳壳、桔梗各30g，水煎服，日一剂，分二服，可治疗右侧胁痛，心中痞硬。

枳实

【来源】芸香科植物酸橙及其栽培变种或甜橙的干燥幼果。

【口诀】枳实皮厚，颗粒突起，苦后酸。

【说明】1. 皮厚：枳实呈半球形或球形，直径0.5~2.5cm，外果皮黑绿色，中果皮厚0.3~1.2cm，中果皮厚占直径1/2以上。

2. 颗粒突起：外表面具颗粒状突起和皱纹。

3. 苦后酸：枳实有香气，味先苦后酸，苦中有酸。

【功效】苦、辛、酸，温。破气消积，化痰散痞。

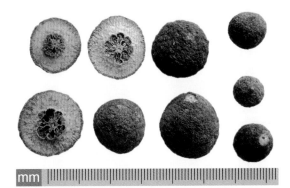

青 皮

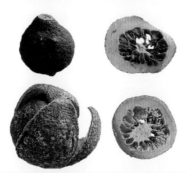

mm ||||||||||||||||||||||||||||||||||||||||||||||||||||||||||||||||

【来源】芸香科植物橘及其栽培变种的干燥幼果或未成熟果实的果皮。幼果称"个青皮",未成熟实的果皮称"四花青皮"。

【口诀】青皮皮薄,凹陷油室酸后苦。

【说明】1.皮薄:青皮直径0.5～2cm,中果皮厚0.1～0.2cm,中果皮厚度在直径的一半以下。

2.凹陷油室:青皮外表面有细密凹陷油室。

3.酸后苦:先酸后苦,酸中有苦。

4.以上是个青皮的特征,四花青皮较少见,果皮剖成4裂片,底部相连。外青内白。

【功效】苦、辛,温。疏肝破气,消积化滞。

木瓜

【来源】蔷薇科植物贴梗海棠的干燥近成熟果实。

【口诀】木瓜皱皮酸。

【说明】1.皱皮：木瓜外皮紫红色或红棕色，有不规则深皱纹。

2.酸：果肉味酸，不酸不合格。

【功效】酸，温。舒筋活络，和胃化湿。

【验方】木瓜、甘草各30g，将上药水煎取汁，温度适宜后足浴5~10分钟，日一剂，早晚各一次，连用5~10天，可治疗脚癣。

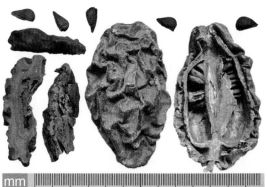

mm

山楂

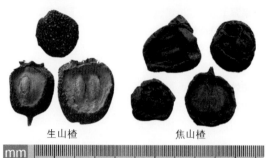

生山楂　　　　　　焦山楂

mm

【来源】蔷薇科植物山里红或山楂的干燥成熟果实。

【口诀】山楂白斑酸。

【说明】1.白斑：山楂外表面色红，有灰白色斑点。

2.酸：味酸、微甘。

【功效】酸、甘，微温。消食化积，行气散瘀。

【验方】山楂1000g，六神曲（炒）150g，麦芽（炒）150g，制成蜜丸，每丸9g，每服一丸，日三次，可治疗消化不良。

陈皮

【来源】芸香科植物橘及其栽培变种的干燥成熟果皮。

【口诀】**陈皮橘子皮。**

【说明】**橘子皮：**陈皮就是橘子皮，外红内白，具橘子香气。

【功效】苦、辛，温。理气健脾，燥湿化痰。

【验方】陈皮、生姜、苏叶各10g，水煎后加入适量红糖服用，可治疗感冒引起的咳嗽。

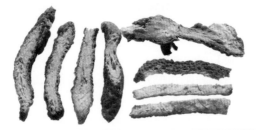

化橘红

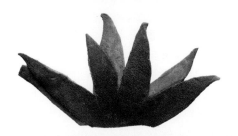

mm

【来源】芸香科植物化州柚或柚的未成熟或近成熟的干燥外层果皮。

【口诀】化橘红，七五角，苦、微辛。

【说明】1.七五角：化橘红是柚子皮，呈对折的七角或展平的五角星状，单片呈柳叶形。

2.苦、微辛：有香气，味苦、微辛。

3.化州柚的皮外表面黄绿色，密布细短茸毛，目前市场上已不多见。

【功效】辛、苦，温。散寒，燥湿，利气，消痰。

佛手

【来源】芸香科植物佛手的干燥果实。

【口诀】佛手似手香甜。

【说明】1.佛手似手：佛手形似佛像手指。

2.香甜：佛手有橘子样清香，味先甜后苦。

【功效】辛、苦、酸、温。疏肝解郁，理气和中，燥湿化痰。

【验方】佛手30g，红糖30g，水煎服，日一剂，顿服，可治疗脾胃气滞引起的脘腹胀痛，呕恶食少。

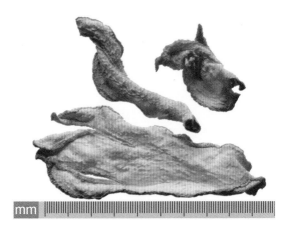

mm

山茱萸

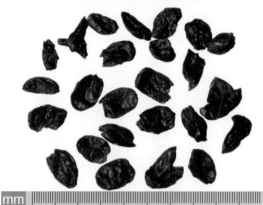

mm |||||||||||||||||||||||||||||||||||||||||||||||||||||||||||

【来源】山茱萸科植物山茱萸的干燥成熟果肉。

【口诀】山茱萸酸涩微苦，内层突起线。

【说明】1.山茱萸酸：山茱萸味酸、涩、微苦。呈不规则的片状或囊状。

2.内层突起线：展开山茱萸外皮，内层有数条突起线，是果核上沟槽留下的痕迹。

【功效】酸、涩、微温。补益肝肾，收敛固涩。

【验方】山茱萸10g，五味子6g，益智仁6g，水煎服，日一剂，分二服。可治疗肾虚膀胱失约的尿频尿失禁。

石榴皮

【来源】石榴科植物石榴的干燥果皮。

【口诀】石榴皮外粗颗粒状。

【说明】1.外粗内网：石榴皮外表面粗糙，有多数疣状突起，内表面有隆起呈网状的果蒂残痕。

2.颗粒状：断面略呈颗粒状。

3.石榴皮气微，味苦涩。

【功效】酸、涩，温；有毒。涩肠止泻，止血，驱虫。

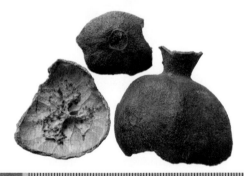

木蝴蝶

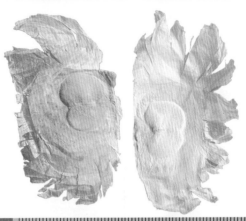

mm |||||||||||||||||||||||||||||||||||||||||||||||||||||||||||||||

【来源】紫葳科植物木蝴蝶的干燥成熟种子。

【口诀】木蝴蝶，扁子三面翅。

【说明】1.扁子：木蝴蝶种子扁圆形，长径1~1.5cm。

2.三面翅：种子三面围绕半透明的翅，长5~8cm，宽3.5~4.5cm。

【功效】苦、甘，凉。清肺利咽，疏肝和胃。

香橼

【来源】芸香科植物枸橼或香圆的干燥成熟果实。

【口诀】香橼金钱环，味酸苦。

【说明】1.金钱环：香圆多呈半球形，顶端最高处有隆起的环圈，习称"金钱环"。

2.味酸苦：气香，味酸而苦。

3.以上是香圆的特征，枸橼近年极少见，主要特征是：圆形片，边缘呈波状，气清香，味微甜而苦辛。

【功效】辛、苦、酸，温。疏肝解郁，理气和中，燥湿化痰。

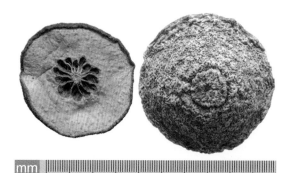

槟榔

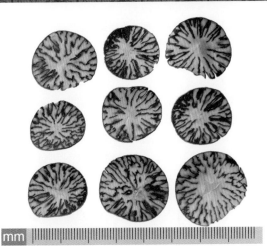

mm

【来源】棕榈科植物槟榔的干燥成熟种子。

【口诀】槟榔花槟榔。

【说明】花槟榔：槟榔断面具棕色种皮与白色胚乳相间的大理石样花纹，又名"花槟榔"。

【功效】苦、辛，温。杀虫消积，行气，行水，截疟。

大腹皮

【来源】棕榈科植物槟榔的干燥果皮。

【口诀】大腹皮纤维瓢。

【说明】纤维瓢：大腹皮呈椭圆形或长卵形瓢状。纵向撕裂可见中果皮纤维。

【功效】辛，微温。行气宽中，行水消肿。

【验方】大腹皮30g，沉香3g，沉香研细末，大腹皮水煎。先用白开水冲服沉香粉，半小时后，服大腹皮汤，连用2次，中隔2～3h，可治疗寒凝气滞的腹胀痛。

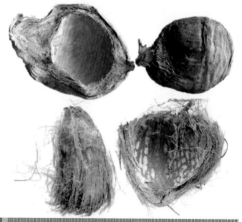

mm

丝瓜络

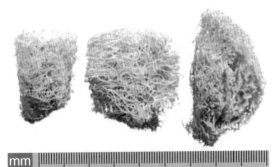

mm ||||||||||||||||||||||||||||||||||||||||||||||||||||||||||||||||||

【来源】葫芦科植物丝瓜的干燥成熟果实的维管束。

【口诀】<u>丝瓜络丝络</u>。

【说明】1.<u>丝</u>：丝瓜络体轻，质韧，有弹性，不能折断。

2.<u>络</u>：为丝状维管束交织而成网络。

【功效】甘，平。祛风，通络，活血。

芡实

【来源】睡莲科植物芡的干燥成熟种仁。

【口诀】芡实白1红2。

【说明】白1红2：内种皮外面1/3黄白色，2/3有棕红色内种皮。

【功效】甘、涩，平。益肾固精，健脾止泻，除湿止带。

【验方】芡实15g，莲子（去心）12g，红枣5枚，水煎服，日一剂，可治疗脾虚久泻。

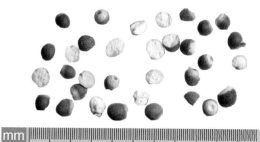

mm

连翘

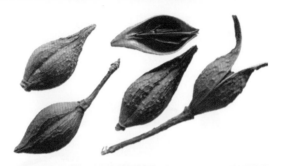

mm

【来源】木犀科植物连翘的干燥果实。

【口诀】连翘斑沟。

【说明】1.斑：连翘表面有多数突起的斑点。

2.沟：两面各有1条纵沟。

【功效】苦，微寒。清热解毒，消肿散结，疏散风热。

【验方】连翘16g，黄芩16g，甘草8g，水煎服，日一剂，分三服，饭前服，可治疗肺热咳嗽。

荜茇

【来源】胡椒科植物荜茇的干燥近成熟或成熟果穗。

【口诀】荜茇香辣。

【说明】**香辣**：荜茇气香，味辛辣，折断后更明显。

【功效】辛，热。温中散寒，下气止痛。

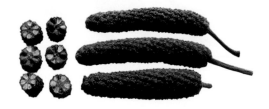

mm |||||||||||||||||||||||||||||||||||||||||||||||||||||||||||||||||||

夏枯草

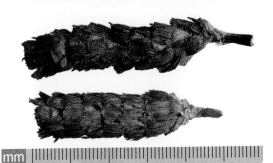

【来源】唇形科植物夏枯草的干燥果穗。

【口诀】夏枯草似毛掸。

【说明】似毛掸：夏枯草果穗由数轮至十数轮宿萼与苞片组成，下有果柄，似鸡毛掸。

【功效】辛、苦，寒。清热泻火，明目，散结消肿。

【验方】夏枯草9g，山楂9g，菊花6g，决明子9g，葛根9g，热水冲泡，代茶饮，日一剂，可降低高血压。

槐 角

【来源】豆科植物槐的干燥成熟果实。

【口诀】**槐角连珠镶金边。**

【说明】1.连珠：槐角呈连珠状。

2.**镶金边**：表面黄绿色或黄褐色，背缝线一侧呈黄色，好像镶了金边。

【功效】苦，寒。清热泻火，凉血止血。

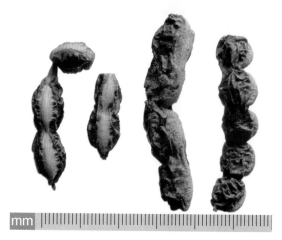

决明子

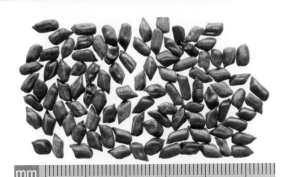

`mm` |‖‖‖

【来源】豆科植物决明或小决明的干燥成熟种子。

【口诀】决明子二对二。

【说明】二对二：决明子背腹面各有1条突起棱线，棱线两侧各有1条斜向对称而色较浅的线性凹纹。

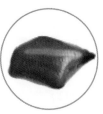

【功效】甘、苦、咸，微寒。清热明目，润肠通便。

【验方】炒决明子30g，碾碎，沸水浸泡，代茶饮，每日总量30g，可治疗便秘。

胡芦巴

【**来源**】豆科植物胡芦巴的干燥成熟种子。

【**口诀**】**胡芦巴两面挨刀。**

【**说明**】**两面挨刀：**胡芦巴呈斜方形，表面两侧各有一深斜沟，如刀砍状。

【**功效**】苦，温。温肾助阳，散寒止痛。

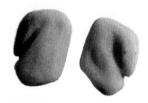

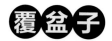

覆盆子

【**来源**】蔷薇科植物华东覆盆子的干燥果实。

【**口诀**】**覆盆小果毛。**

【**说明**】**1.小果：**覆盆子由多数小核果聚合而呈圆锥形。

2.毛：每个小果密被白茸毛。

【**功效**】甘、酸，温。固精缩尿，益肝肾明目。

苘麻子

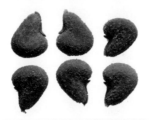

mm

【来源】锦葵科植物苘麻的干燥成熟种子。

【口诀】苘麻子三角肾脐毛。

【说明】1.三角肾：苘麻子呈三角状肾形。

2.脐：凹陷处有类椭圆形种脐。

3.毛：有白色稀疏绒毛，表面灰黑色或暗褐色。

【功效】苦，平。清热利湿，解毒，退翳。

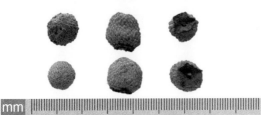

mm

猪牙皂

【来源】豆科植物皂荚的干燥不育果实。

【口诀】猪牙皂，猪牙皂。

【说明】1.猪牙：猪牙皂扁圆柱形，弯曲似野猪獠牙。

2.皂：皂，指黑色，猪牙皂表面紫棕色或紫褐色，近黑。

【功效】辛、咸，温；有小毒。祛痰开窍，散结消肿。

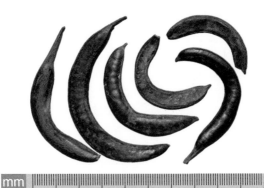

mm

牵牛子

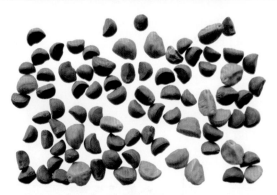

mm

【来源】旋花科植物裂叶牵牛或圆叶牵牛的干燥成熟种子。

【口诀】牵牛子，1/6圆球形。

【说明】1.1/6圆球形：每个牵牛子种子呈 1/6圆球形，表面灰黑或淡黄白色，背面有一浅沟。

2.牵牛子有小毒，勿尝。

【功效】苦，寒；有毒。泻水逐饮，去积杀虫。

【验方】牵牛子120g，小茴香（炒）30g。粉碎成末，每晚临睡前服3~6g，可治疗腰痛、水肿。

地肤子

【来源】藜科植物地肤的干燥成熟果实。

【口诀】地肤子五五五。

【说明】1.五：地肤子五角星形。

2.五：膜质小翅5枚。

3.五：背面中心有突起的点状果根痕及放射状脉纹5~10条。

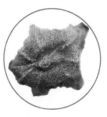

【功效】辛、苦，寒。利尿通淋，清热利湿，止痒。

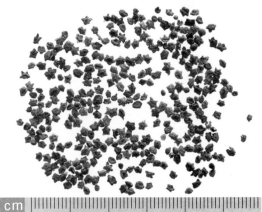

cm

蒺藜

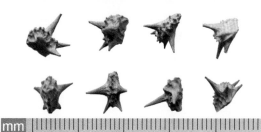

mm

【来源】蒺藜科植物蒺藜的干燥成熟果实。

【口诀】蒺藜斧形四肢伸。

【说明】1.斧形：蒺藜由5个分果瓣组成，分果呈斧状。

2.四肢伸：有对称的长刺和短刺各1对，像人伸开四肢在做操。

【功效】辛、苦，微温；有小毒。平肝疏肝，祛风明目。

八角茴香

【来源】木兰科植物八角茴香的干燥成熟果实。

【口诀】八角茴香短嘴香。

【说明】1.八角：八角茴香多由八个角（蓇葖果）组成。

2.短嘴：单个蓇葖果侧面观呈鸟头状，"颈"直不弯，"喙"短（约2mm），饱满。

3.香：香辣气浓，甜辣味浓。

【功效】辛，温。温阳散寒，理气止痛。

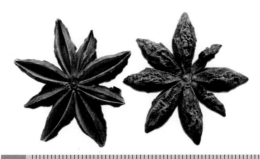

298

茺蔚子

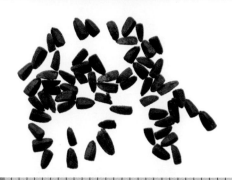

mm |||||||||||||||||||||||||||||||||||||

【来源】唇形科植物益母草的干燥成熟果实。

【口诀】茺蔚子三棱。

【说明】**三棱：** 茺蔚子三棱形，一端稍宽，另一端渐窄而尖。表面灰褐色，有深色斑点。

【功效】辛、苦，微寒。活血调经，清肝明目。

桑椹

【来源】桑科植物桑的干燥果穗。

【口诀】**桑椹黑穗甜。**

【说明】**黑穗甜：**成熟桑椹由多数小瘦果集合成黑色穗状，味甜。

【功效】甘、酸，寒。滋阴补血，生津润燥。

【验方】桑椹 300g，蜂蜜15g，将桑椹子洗净，取汁，过滤置陶瓷锅内，用火熬成膏，加入蜂蜜适量，调匀贮存，每服一汤匙，每天2~3次，温开水调服，可治疗肝肾不足、气虚血少的面色苍白，精神疲乏，失眠健忘，目暗耳鸣，烦渴便秘等症。

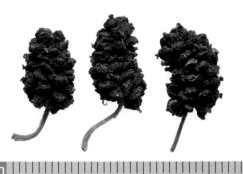

七、草类

泽兰

【来源】唇形科植物毛叶地瓜儿苗的干燥地上部分。

【口诀】泽兰空，毛叶粗齿不香。

【说明】1.泽兰空：泽兰茎方形，表面无毛，断面空心较大。

2.毛叶粗齿不香：泽兰叶两面均有短毛，边缘有粗锯齿，无香气。

【功效】苦、辛，微温。活血调经，祛瘀消痈，利水消肿。

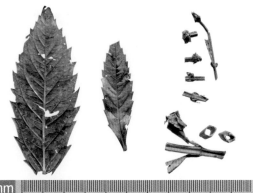

浮萍

【来源】浮萍科植物紫萍的干燥全草。

【口诀】浮萍卵圆小扁片。

【说明】**卵圆小扁片**：浮萍叶呈卵圆形扁平叶状体，叶直径2~5mm，上表面色深，下表面色浅。

【功效】辛，寒。发汗解表，透疹止痒，利尿消肿。

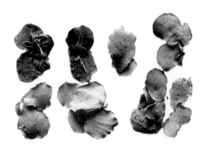

mm |||||||||||||||||||||||||||||||||||||||||||||||||||

薄荷

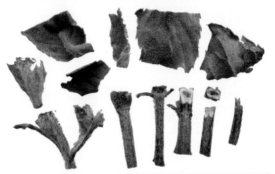

mm |||||||||||||||||||||||||||||||||||||||||||||||||||||||

【来源】唇形科植物薄荷的干燥地上部分。

【口诀】薄荷方，气辛凉。

【说明】1.薄荷方：薄荷茎方形，中空。

2.气辛凉：有特殊清凉的香气，尤以叶为最。《中国药典》规定：薄荷含叶不得少于30%。

【功效】辛，凉。疏散风热，清利头目，利咽透疹，疏肝行气。

【验方】薄荷5g，丁香10g，厚朴10g，金银花15g，加水500ml，武火急煎，每次使用50ml，分数次漱口，每日2～3次，治疗口臭。

半枝莲

【来源】唇形科植物半枝莲的干燥全草。

【口诀】半枝莲细空，像帽又像铲。

【说明】1.细空：半枝莲茎方形，直径1～3mm，表面光滑。

2.像帽又像铲：半枝莲有多数宿萼，上萼形似小檐帽，下萼似小铲状。

3.半枝莲茎叶无香气。

【功效】辛、苦，寒。清热解毒，化瘀利尿。

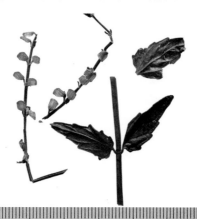

马鞭草

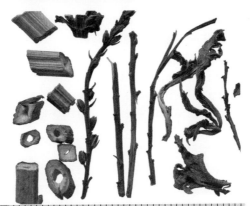

cm |||||||||||||||||||||||||||||||||||||||||||||||

【来源】马鞭草科植物马鞭草的干燥地上部分。

【口诀】马鞭草，马鞭加马鞍。

【说明】1.马鞭：马鞭草的果穗细而扁，两边有许多小突起物，形似传统戏曲中的马鞭。

2.马鞍：马鞭草的茎方柱形，相对的两面微凹，形似马鞍，另两面微凸。

3.此外，马鞭草茎的四棱处有明显突起的4条棕色棱线，颜色比4个面深，茎中部空心多呈菱形。

【功效】苦，凉。活血散瘀，截疟，解毒，利水消肿。

荆芥

【来源】唇形科植物荆芥的干燥地上部分。

【口诀】荆芥方，无花有叶薄荷香。

【说明】1.**荆芥方**：茎方形，中实，多数纵裂成碎片。

2.**无花**：荆芥的花叫荆芥穗，比荆芥价高，剪下另外入药，所以在荆芥中无花。

3.**有叶**：荆芥的叶本来就小，在饮片中多呈粉末状，沉在茎的饮片下面。

4.**薄荷香**：有类似薄荷样的辛凉香气。

【功效】辛，微温。祛风解表，透疹消疮，止血。

【验方】荆芥、香附子、石膏、白芷各等份研成细末，每服4g，日三次，饭前服，可治疗感冒引起的头痛。

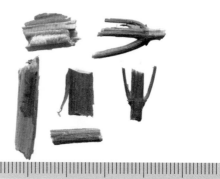

mm

紫苏梗

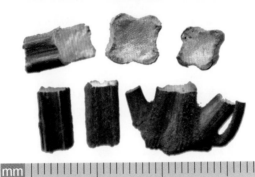

mm

【来源】唇形科植物紫苏的干燥茎。

【口诀】紫苏梗方，无叶有萼特异香。

【说明】1.紫苏梗方：紫苏梗的茎方形，中实，髓宽广，占直径3/4以上。

2.无叶：紫苏叶比紫苏梗贵，另外入药。

3.有萼：紫苏梗中有残存宿萼，钟形，上端5裂。

4.特异香：有特殊香气。

【功效】辛，温。理气宽中，止痛，安胎。

益母草

【来源】唇形科植物益母草的新鲜或干燥地上部分。

【口诀】益母草方,刺多扎手气不香。

【说明】1.益母草方:益母草茎方形,四棱突出中间形成凹沟,中实。

2.刺多扎手:益母草轮伞花序随处可见,每花顶端5裂,裂片先端尖状,花序基部有刺状苞片,摸之扎手。

3.气不香:益母草茎叶无香气。

【功效】苦、辛,微寒。活血调经,利水消肿,清热解毒。

【验方】益母草30g,香附9g,水煎后,兑入黄酒60ml,可治疗气滞血瘀引起的痛经。

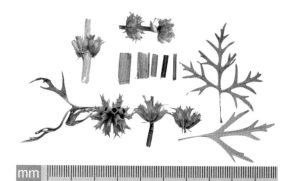

mm

广藿香

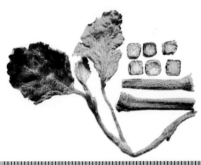

【来源】唇形科植物广藿香的干燥地上部分。

【口诀】广藿香，圆方有毛气清香。

【说明】1.圆方：广藿香的茎方形，四角钝圆，故称"圆方形"。

2.有毛：茎叶密生细短茸毛。嗅：香气浓。

3.气清香：茎叶有香气，叶的香气最浓。《中国药典》规定：广藿香含叶不得少于20%。

【功效】辛，微温。化湿，止呕，解暑。

【验方】藿香、苍耳子各250g，研末，用猪胆汁制成梧桐子大丸，每服50丸，日三次，可治疗鼻流浊涕伴有头痛额痛。

香薷

【来源】唇形科植物石香薷或江香薷的干燥地上部分。

【口诀】香薷细毛香。

【说明】1.细：香薷茎细，直径1～2mm。方形，中实。

2.毛：茎、叶及花萼表面都密被短茸毛。

3.香：气清香，味辛凉。

【功效】辛，微温。发汗解表，化湿和中，利水消肿。

【验方】香薷10g，白扁豆、厚朴各5g，加水500ml，武火宜急煎，放凉后饮用，每服药量200ml以上，服药后可见从头到脚微微有汗，可治疗夏日感冒或预防空调病。

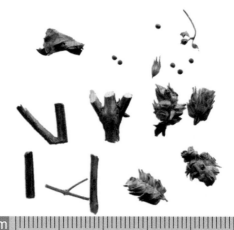

mm

穿心莲

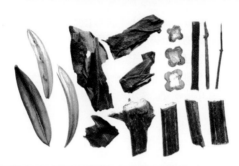

mm |||||||||||||||||||||||||||||||||||||||||||||||||||||||||||

【来源】爵床科植物穿心莲的干燥地上部分。

【口诀】穿心莲绿硬苦。

【说明】1.绿：穿心莲茎叶墨绿色。《中国药典》规定：穿心莲含叶不得少于30％。

2.硬：质地硬，直径2mm的茎用手捏不动。

3.苦：味极苦。

【功效】苦，寒。清热解毒，凉血，消肿，燥湿。

【验方】穿心莲30g，水煎液加入食醋熏洗坐浴，可治疗肛门肿痛。

【来源】菊科植物黄花蒿的干燥地上部分。

【口诀】青蒿圆，叶碎片，气明显。

【说明】1.青蒿圆：青蒿茎呈圆柱形。

2.叶碎片，气明显：叶片完整者展平后为三回羽状深裂，饮片中的叶都破碎成小碎片，但搓后嗅之仍有明显的蒿子气。

【功效】苦、辛，寒。清透虚热，凉血除蒸，解暑，截疟。

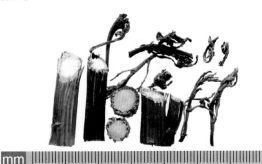

mm

佩兰

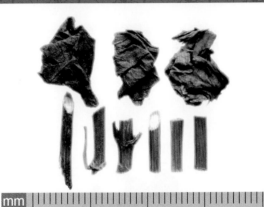

mm |||||||||||||||||||||||||||||||||||||||||||||||||||

【来源】菊科植物佩兰的干燥地上部分。

【口诀】佩兰圆，叶深香气浓。

【说明】1.佩兰圆：佩兰茎呈圆柱形，有纵棱。

2.叶深香气浓：佩兰叶片颜色比较深，并有浓郁清香气，是其特点。

【功效】辛，平。化湿，解暑。

广金钱草

【来源】豆科植物广金钱草的干燥地上部分。

【口诀】广金钱草，茎毛叶半毛。

【说明】1.茎毛：广金钱草的茎表面密被黄色伸展的短柔毛。

2.叶半毛：叶圆形不易破碎，上表面无毛，下表面具灰白色紧贴的绒毛。

【功效】甘、淡，凉。清热除湿，利尿通淋。

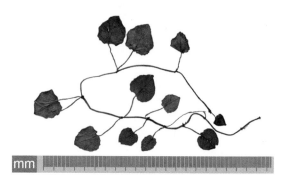

木贼

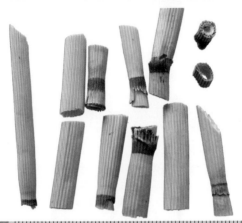

mm ||||||||||||||||||||||||||||||||||||||||||||||||||||||||||||

【来源】木贼科植物木贼的干燥地上部分。

【口诀】木贼空，每棱两排兵。

【说明】1.木贼空：木贼的茎圆形，中空。

2.每棱两排兵：茎表面有纵棱，每条棱上有两排细小疣状突起。

【功效】甘、苦，平。疏散风热，明目退翳。

【验方】木贼30g，香附30g，加水1000ml，煎半小时，趁热擦洗患处半小时以上，日用2次，每剂可连用2～4次，可治疗寻常疣。

麻黄

【来源】麻黄科植物草麻黄、中麻黄或木贼麻黄的干燥草质茎。

【口诀】麻黄绿，玫瑰心。

【说明】1.麻黄绿：麻黄茎表面绿色，若呈黄色者失效，不可药用。

2.玫瑰心：茎的髓部红棕色，习称"玫瑰心"。

【功效】辛、微苦，温。发汗解表，宣肺平喘，利水消肿。

【验方】麻黄6g，杏仁9g，甘草3g，水煎服，日一剂，分二服，可治疗外感风寒，肺气不宣的咳喘。

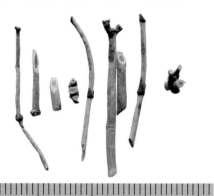

伸筋草

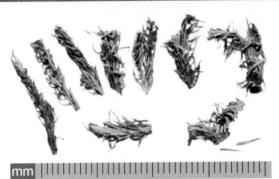

mm |||||||||||||||||||||||||||||||||||||||||||||||||||||

【来源】石松科植物石松的干燥全草。

【口诀】伸筋草软，细线旋。

【说明】1.伸筋草软：伸筋草的茎细（直径1~3mm），髓心大，手捏易扁。

2.细线旋：叶呈细线形，密生茎上，螺旋状排列。

【功效】微苦、辛，温。祛风湿，舒筋活络。

大蓟、小蓟

【来源】小蓟为菊科植物蓟的干燥地上部分；小蓟为菊科植物刺儿菜的干燥地上部分。

【口诀】大小蓟叶刺，大大，小小。

【说明】1.大小蓟叶刺：大蓟、小蓟共同特征是叶缘有针状短刺，饮片中随处可见。

2.大大，小小：大蓟茎粗，多在0.5cm以上；小蓟茎细，多在0.5cm以下。

【功效】甘、苦，凉。凉血止血，祛瘀解毒消痈。

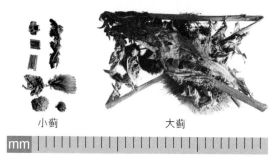

小蓟   大蓟

mm

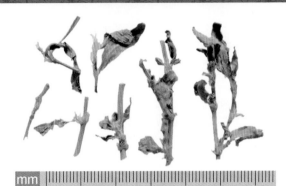

mm |||||||||||||||||||||||||||||||||||||||||||||||||||||||||||||||||||

【来源】蓼科植物萹蓄的干燥地上部分。

【口诀】萹蓄托叶鞘。

【说明】托叶鞘：萹蓄的茎节部稍膨大，有浅棕色膜质的托叶鞘。

【功效】苦，微寒。利尿通淋，杀虫止痒。

瞿麦

【来源】石竹科植物瞿麦或石竹的干燥地上部分。

【口诀】**瞿麦像大麦。**

【说明】**瞿麦像大麦：** ①瞿麦的茎细圆柱形，多呈黄色或黄绿色，光滑无毛，节略膨大，断面中空——很像大麦。②瞿麦的叶成条形或条状披针形——也像大麦。③蒴果多为黄色长筒形，与宿萼等长，其中常有多数细小种子——就这一点不像大麦，但颜色还是与带皮的大麦接近。

【功效】苦，寒。利尿通淋，破血通经。

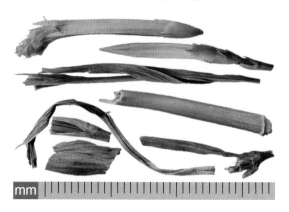

mm

淫羊藿

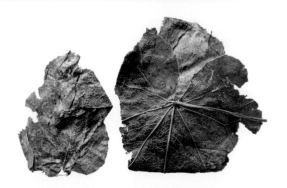

mm |||||||||||||||||||||||||||||||||||||||||||||||||||||||||||||||

【来源】小檗科植物淫羊藿、箭叶淫羊藿、柔毛淫羊藿、巫山淫羊藿或朝鲜淫羊藿的干燥叶。

【口诀】淫羊藿叶厚有小刺。

【说明】1.叶厚：淫羊藿叶片较厚，近革质，不易破碎。

2.有小刺：叶子边缘密生黄色小刺。

【功效】辛、甘、温。补肾壮阳，祛风除湿。

【验方】淫羊藿、菟丝子等份研末，每服6～9g，日二服，可治疗阳痿。

金沸草

【来源】菊科植物条叶旋覆花或旋覆花的干燥地上部分。

【口诀】金沸草无花，圆空叶抱茎。

【说明】1.金沸草无花：金沸草的花即旋覆花，剪下另外入药，故饮片无花。

2.圆空：茎圆柱形，中空。

3.叶抱茎：叶基部抱茎，无叶柄。叶片上表面近无毛，下表面被短柔毛。

【功效】苦、辛、咸，温。降气，消痰，行水。

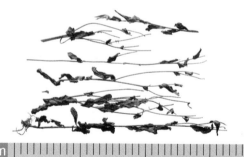

cm

鹿衔草

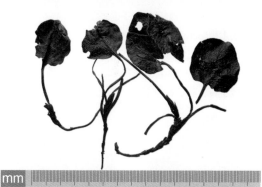

mm

【来源】鹿蹄草科植物鹿蹄草或普通鹿蹄草的干燥全草。

【口诀】鹿衔草，叶褐全，圆形卷。

【说明】1.叶褐：鹿衔草采收后要堆置至叶片变紫褐色时，干燥。

2.全：叶片革质，不易碎。

3.圆形卷：叶长卵圆形或近圆形，边缘略反卷。

【功效】甘、苦，温。祛风湿，强筋骨，止血。

【验方】鹿衔草15g（干品），水煎服，日三剂，饭前温服，可治疗久痢。

锁阳

【来源】锁阳科植物锁阳的干燥肉质茎。

【口诀】锁阳小点三角形。

【说明】**小点三角形**：锁阳的断面可见许多小点状维管束，仔细看每个小点都是三角形。

【功效】甘，温。补肾助阳，润肠通便。

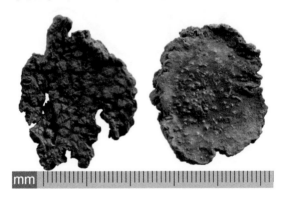

mm

肉苁蓉

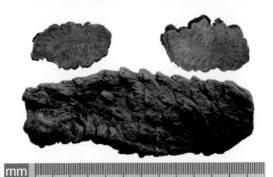

【来源】列当科植物肉苁蓉或管花肉苁蓉的干燥带鳞叶的肉质茎。

【口诀】肉苁蓉，披"鱼鳞"，波浪或散生。

【说明】1.披"鱼鳞"：肉苁蓉表面密被瓦片状排列的肉质鳞叶，很像鱼鳞。

2.波浪或散生：断面有点状维管束排列成波浪状环纹（肉苁蓉）或散生（管花肉苁蓉）。

【功效】甘、咸，温。补肾助阳，润肠通便。

【验方】肉苁蓉10g，大枣6枚，水煎服，日一剂，睡前服，可治疗老年性便秘。

淡竹叶

【来源】禾本科植物淡竹叶的干燥茎叶。

【口诀】淡竹叶，砖墙纹。

【说明】**砖墙纹：**淡竹叶是平行叶脉，具横行小脉，形成方形网格纹似砖墙。

【功效】甘、淡，寒。清热泻火，除烦，利尿。

【验方】淡竹叶12g，鲜白茅根30g，仙鹤草15g，水煎服，日一剂，分三服，可治疗尿血。

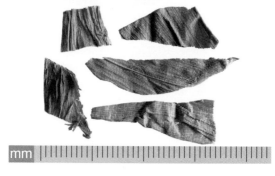

mm |||||||||||||||||||||||||||||||||||||||||||||||||||

豨莶草

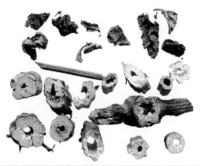

mm

【来源】菊科植物豨莶、腺梗豨莶或毛梗豨莶的干燥地上部分。

【口诀】豨莶草，六角形，放白空。

【说明】1.六角形：豨莶草的茎大多是六角形。

2.放白空：茎的断面分三层：①最外层是放射状花纹。②向里是白色疏松的髓。③中间是大的空腔。用水湿润后容易看清楚。

3.豨莶草的叶片较大，两面皆有白色柔毛。

【功效】辛、苦，寒。祛风湿，利关节，解毒。

【验方】豨莶草30g，夏枯草30g，龙胆草9g，水煎服，日一剂，分三服，可治疗高血压。

仙鹤草

【来源】蔷薇科植物龙芽草的干燥地上部分。

【口诀】仙鹤草被毛果菱形。

【说明】1.被毛：仙鹤草茎叶被毛，茎多中空。

2.果菱形：仙鹤草的果实菱形，下部为筒状有纵棱，上部为多数小钩刺。

【功效】苦、涩，平。收敛止血，截疟，止痢，补虚。

【验方】仙鹤草30g，红枣10枚，煎汤送服白及粉6g，日一剂，分二服，可治疗上消化道出血。

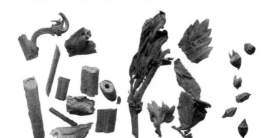

mm

老鹳草

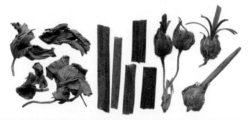

mm

【来源】牻牛儿苗科植物牻牛儿苗、老鹳草或野老鹳草的干燥地上部分。

【口诀】老鹳草，老鹳嘴。

【说明】**老鹳嘴**：老鹳草的螺旋状卷曲果实随处可见，宿存花柱形细长似鹳喙。

【功效】苦、涩，平。收敛止血，截疟，止痢，解毒。

【验方】老鹳草30~60g，热水冲泡，代茶饮，日一剂，可治疗乳腺增生。

鱼腥草

【来源】三白草科植物蕺菜的新鲜全草或干燥地上部分。

【口诀】鱼腥草，棱三角。

【说明】1.棱三角：鱼腥草的茎呈棱柱形，多数是三条棱，断面略呈扁三角形或箭头形。

2.鱼腥草叶多破碎，没有鱼腥气。但叶全缘无毛，基部叶脉数条并生等也可识别。

【功效】辛，微寒。清热解毒，消痈排脓，利尿通淋。

【验方】鱼腥草25g，桔梗12g，加水300ml，水煎至200ml，每服30ml，日三服，可治疗咳嗽胸痛，咳痰腥臭黏稠。

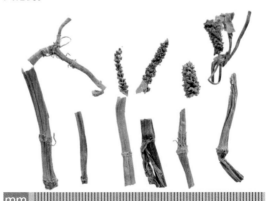

mm

石斛

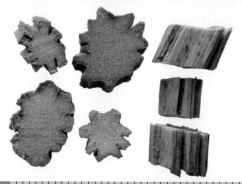

mm |||||||||||||||||||||||||||||||||||||||||||||

【来源】兰科植物金钗石斛、铁皮石斛或马鞭石斛及其近似种的新鲜或干燥茎。

【口诀】石斛茎，槽泽筋。

【说明】1.槽：石斛的茎表面有深纵槽。

2.泽：外皮光泽明显。

3.筋：茎断面点状维管束（筋脉点）。

【功效】甘，微寒。益胃生津，滋阴清热。

【验方】石斛、麦冬、谷芽各10g。沸水浸泡，代茶饮，可治疗阴虚胃热，呕逆少食，咽干口渴，舌光少苔。

墨旱莲

【来源】菊科植物鳢肠的干燥地上部分。

【口诀】墨旱莲茎叶白毛。

【说明】**茎叶白毛**：墨旱莲的茎叶表面都有白色伏毛。

【功效】甘、酸，寒。滋补肝肾，凉血止血。

【验方】旱莲草30g，荷叶15g，侧柏叶15g，沸水浸泡，代茶饮，日一剂，可治疗阴虚火旺或感受暑邪所致吐血、咯血、鼻衄等多种出血。

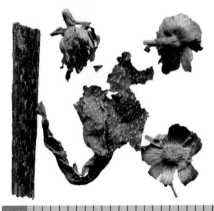

mm

卷柏

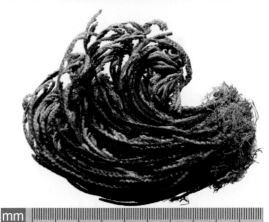

mm |||||||||||||||||||||||||||||||||||||||||||||||||||||||||||||||||||||||||||||||||||||

【来源】卷柏科植物卷柏或垫状卷柏的干燥全草。

【口诀】**卷柏卷柏。**

【说明】1.**卷**：卷曲似拳状。

2.**柏**：枝上密生鳞片状小叶，似柏叶。

【功效】辛，平。活血通经。

半边莲

【来源】桔梗科植物半边莲的干燥全草。

【口诀】半边莲茎细叶咸。

【说明】1.茎细：半边莲的茎圆柱形，实心，直径1mm左右。

2.叶咸：半边莲的叶多碎成粉末状，口尝略有咸味。

【功效】辛，平。清热解毒，利水消肿。

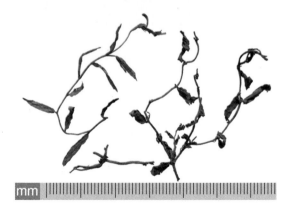

鹅不食草

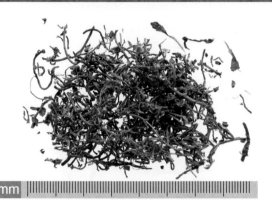

mm ||||||||||||||||||||||||||||||||||||||||||||||||||||||||||||||||

【来源】菊科植物鹅不食草的干燥全草。

【口诀】**鹅不食草打喷嚏。**

【说明】**打喷嚏：**鹅不食草商品缠结成团，茎细叶小，叶片嗅之令人作嚏。

【功效】辛，温。发散风寒，通鼻窍，止咳，解毒。

【验方】鹅不食草适量搓揉，嗅其气，即打喷嚏，每日二次，可治伤风头痛、鼻塞。

车前草

【来源】车前科植物车前或平车前的干燥全草。

【口诀】车前草平脉穗。

【说明】1.平脉：车前草是平行叶脉。

2.穗：穗状花序很多，有的还有车前子，是识别要点。

【功效】甘，寒。清热利尿，祛痰，凉血，解毒。

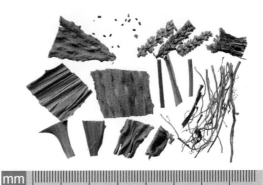

mm

蒲公英

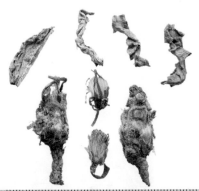

mm |||||||||||||||||||||||||||||||||||||||||||||||||||||||||||

【来源】菊科植物蒲公英、碱地蒲公英或同属数种植物的干燥全草。

【口诀】蒲公英，根叶毛，根头有茸毛。

【说明】1.根叶毛：蒲公英饮片中只有根叶，有的能看到果实上的冠毛。

2.根头有茸毛：蒲公英根头部有棕褐色或黄白色的茸毛。

【功效】苦、甘，寒。清热解毒，消肿散结，利尿通淋。

【验方】鲜蒲公英、鲜野菊花叶各60g，捣汁调敷患处，每日3次，可治疗乳痈初起。

茵 陈

【来源】菊科植物滨蒿或茵陈蒿的干燥地上部分。

【口诀】**茵陈软团被茸毛。**

【说明】1.软团：茵陈绵软如绒，多卷曲成团。

2.被茸毛：全体密被白色茸毛。

【功效】苦、辛，微寒。利湿退黄，解毒疗疮。

【验方】茵陈15g，煎汤内服或漱口，治疗口腔溃疡。

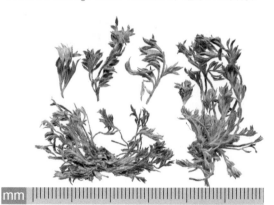

紫花地丁

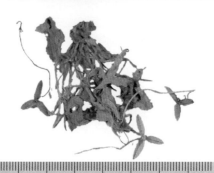

mm |||||||||||||||||||||||||||||||||||||||||||||||||||||||||||||||

【来源】堇菜科植物紫花地丁的干燥全草。

【口诀】紫花地丁小稻壳。

【说明】**小稻壳**：紫花地丁中有许多开裂的蒴果，大小颜色都像稻壳。

【功效】苦、辛，寒。清热解毒，凉血消肿。

金钱草

【来源】报春花科植物过路黄的干燥全草。

【口诀】金钱草主心对等。

【说明】1.主：主脉明显，两面突起。

2.心：叶片展平后心形。

3.对：叶对生。

4.等：叶柄叶片近等长，叶柄叶片无毛。

【功效】甘、咸，微寒。利湿退黄，利尿通淋，解毒消肿。

【验方】金钱草60g，水煎服，日一剂，顿服，治疗泌尿系结石。

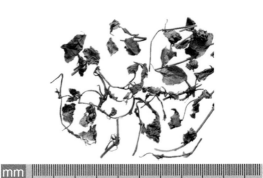

mm

马齿苋

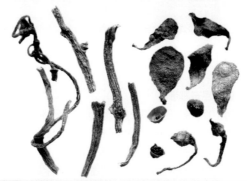

mm |||||||||||||||||||||||||||||||||||||||||||||||||||||||||||||||||

【来源】马齿苋科植物马齿苋的干燥地上部分。

【口诀】马齿苋，马齿叶，果实有盖一碗米。

【说明】1.马齿叶：马齿苋的叶为马牙状，因此得名。

2.果实有盖：马齿苋中有许多椭圆形小蒴果，其上有盖，可揭下。

3.一碗米：马齿苋果实去了盖呈小碗状，内含多数细小种子。

【功效】酸，寒。清热解毒，凉血止血，止痢。

【验方】鲜马齿苋60g，粳米50g煮粥，空腹服食，可治疗热毒血痢。

八、菌藻类

昆 布

【来源】海带科植物海带或翅藻科植物昆布的干燥叶状体。

【口诀】昆布海带。

【说明】1.海带：目前国内大部分地区的昆布都是海带。

2.植物昆布：边缘多裂，海带不裂，易区分。

【功效】咸，寒。消痰软坚，利水消肿。

【验方】昆布20g，海藻20g，猪瘦肉60g，同煮，喝汤食肉，可治疗倦怠乏力，痰多胸闷，呕恶，便溏的湿浊内停。

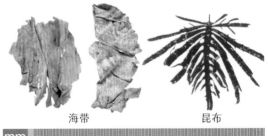

海带　　　　　　　　昆布

mm

冬虫夏草

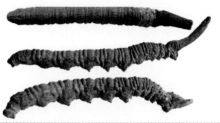

mm |||||||||||||||||||||||||||||||||||||||||||||||||||

【来源】麦角菌科真菌冬虫夏草菌寄生在蝙蝠蛾科昆虫幼虫上的子座及幼虫尸体的复合体。

【口诀】冬虫夏草，头红足八环三一。

【说明】1.头红：虫体头部红棕色，大部分被"草"（子座）包埋。

2.足八：虫体8对足，中部4对突出，侧面观十分明显；头部3对及尾部1对较小，侧面观不易察觉。

3.环三一：虫体环节规律：每隔3个小环节就是1个大环节。

【功效】甘，温。补肾益肺，止血化痰。

【验方】冬虫夏草10g，黄芪12g，大枣12枚，猪肺一个，共煎，喝汤食肺，在哮喘发作前兆时服用，可预防哮喘发作。

海藻

【来源】马尾藻科植物海蒿子羊栖菜的干燥藻体。

【口诀】海藻三小。

【说明】1.小刺：侧枝有短小刺状突起。

2.小枝：叶腋间有小枝，其上着生条状叶。

3.小柄：气囊多有短柄。

【功效】苦、咸,寒。消痰软坚,利水消肿。

【验方】海藻30g,橘核12g,小茴香10g,水煎服,日一剂,分二服,可治疗睾丸肿大。

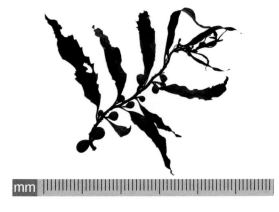

茯苓

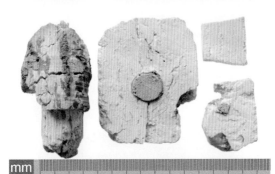

mm

【来源】多孔菌科真菌茯苓的干燥菌核。

【口诀】茯苓粘牙不吸水。

【说明】1.粘牙：嚼之有粘牙感。

2.不吸水：茯苓放到水里不吸水——与淀粉做的伪品区别。

【功效】甘、淡，平。利水消肿，渗湿，健脾，宁心。

【验方】茯苓30g，杏仁50粒，甘草10g，水煎服，日一剂，分三服。可治疗疾行则心悸，喘息，胸中憋气。

茯苓皮

【口诀】茯苓皮里有茯苓。

【说明】皮里有茯苓：茯苓皮里带有白色或淡红色的茯苓，粘牙不吸水。

【功效】甘、淡，平。利水消肿。

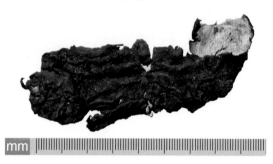

mm

猪苓

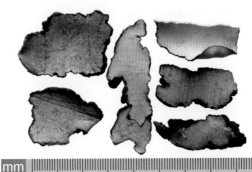

mm |||||||||||||||||||||||||||||||||||||||||||||||||||||||||||||||||||

【来源】多孔菌科真菌猪苓的干燥菌核。

【口诀】猪苓掐、折、水。

【说明】1.掐：猪苓片用指甲掐，有爪痕。掺了加重粉的猪苓片掐不动。

2.折：猪苓片轻折有弹性，稍用力就无声地折断。掺了加重粉的猪苓片轻折不弯，重折断而有声。

3.水：将猪苓片用水浸湿，表面会出现深色点状花纹。用香菇柄作假者入水即软，无深色花纹。

【功效】甘、淡，平。利水消肿，渗湿。

雷丸

【**来源**】白蘑科真菌雷丸的干燥菌核。

【**口诀**】**雷丸皱硬粉。**

【**说明**】**1.皱:** 雷丸外皮密布有略隆起的网状皱纹。表皮黑断面白,显颗粒性或粉性。

2.硬: 雷丸坚硬,牙咬无痕。

3.粉: 雷丸内里白色粉性,用手可刮下粉末。若经蒸煮断面色深,刮不下粉末,蛋白酶失去活性,无杀虫作用。

【**功效**】微苦,寒。杀虫消积。

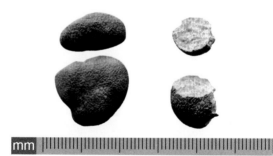

灵芝

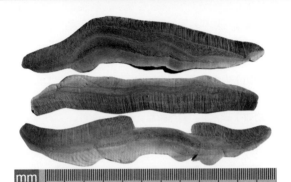

```
mm
```

【来源】多孔菌科真菌赤芝或紫芝的干燥子实体。

【口诀】灵芝光环辐棱射波。

【说明】1.光：有漆样光泽。

2.环棱：具环波棱纹。

3.辐射：辐射状皱纹。

4.波：断面如海绵状。

【功效】甘，平。补气安神，止咳平喘。

【验方】灵芝研粉，每次3g，日三次，可治疗气血不足、心神失养所致的心神不宁、失眠、惊悸、多梦、健忘、体倦神疲、食少等症。

马勃

【来源】灰包科真菌脱皮马勃、大马勃或紫色马勃的干燥子实体。

【口诀】马勃尘土飞扬。

【说明】尘土飞扬：马勃的孢子轻细，手稍动就呈尘土样飞扬，手捻有细腻感。

【功效】辛，平。清热解毒，利咽，止血。

【验方】马勃1个，马勃粉撒敷伤口，可治疗外伤出血。

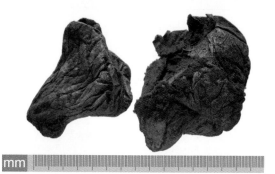

mm

九、动物类

海马

【来源】海龙科动物线纹海马、刺海马、大海马、三斑海马或小海马（海蛆）的干燥体。

【口诀】海马，马头蛇尾瓦楞身。

【说明】1.马头：海马的头略似马头，有冠状突起，具管状长吻。

2.蛇尾：躯干部七棱形，尾部四棱形，渐细卷曲。

3.瓦楞身：体上有瓦楞形的节纹。

【功效】甘，温。补肾壮阳，调气活血。

【验方】海马2只，白酒500ml，浸泡1周，每日睡前饮服10～15ml，可治疗肾阳虚所致的阳痿。

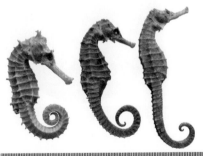

mm

牛 黄

【来源】牛科动物牛的干燥胆结石。

【口诀】牛黄挂甲密匀纹。

【说明】1.挂甲：取牛黄少量，加清水调和，涂于指甲上，能将指甲染成黄色，不易擦去。

2.密匀纹：层纹极其细密，每1mm距离内至少有3层，每层厚度基本均匀一致。

【功效】甘，凉。化痰开窍，凉肝息风，清热解毒。

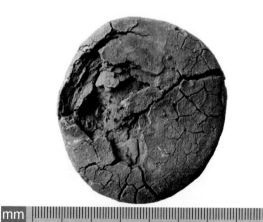

海龙

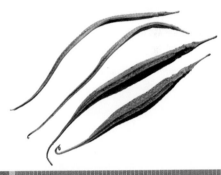

【来源】海龙科动物刁海龙、拟海龙或尖海龙的干燥体。

【口诀】海龙吻，五六四。

【说明】1.吻：海龙头部具管状长吻。

2.五：躯干五棱形。

3.六：尾部前方六棱形。

4.四：后方渐细成四棱形。

【功效】甘，温。温肾壮阳，散结消肿。

水蛭

【来源】水蛭科动物蚂蟥、水蛭或柳叶蚂蟥的干燥体。

【口诀】水蛭扁盘腥斑。

【说明】1.扁：水蛭呈扁平纺锤形，有多数环节。

2.盘：两端各具一吸盘，前吸盘不显著，后吸盘较大。

3.腥斑：水蛭味腥臭，表面可见黑色斑点排成的5条纵纹。

【功效】咸、苦，平；有小毒。破血通经，逐瘀消癥。

【验方】水蛭研粉，每服3g，日三服，可治疗脑血栓。

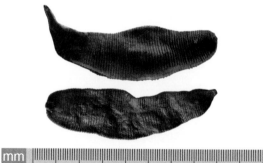

mm

蜈蚣

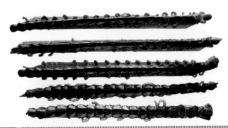

mm

【来源】蜈蚣科动物少棘巨蜈蚣的干燥体。

【口诀】蜈蚣红黑黄。

【说明】1.红：蜈蚣头部暗红，有光泽。

2.黑：背部有墨黑色环节20个。

3.黄：体侧有21对黄色步足。

【功效】辛，温；有毒。息风镇痉，攻毒散结，通络止痛。

【验方】蜈蚣研末，每服2～3g，日二服，治疗顽固性偏头痛。

僵蚕

【来源】蚕蛾科昆虫家蚕4～5龄幼虫因感染（或人工接种）白僵菌而致死的干燥体。

【口诀】僵蚕四亮圈。

【说明】**四亮圈：** 僵蚕断面可见4个亮棕色或亮黑色的丝腺环和未消化的灰绿色桑叶。

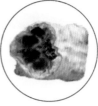

【功效】咸、辛，平。祛风定惊，化痰散结。

【验方】僵蚕、蝉蜕各等份，共研细末，醋调外敷，可治疗疔疮初起，肿痛未溃。

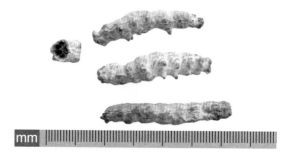

mm

全 蝎

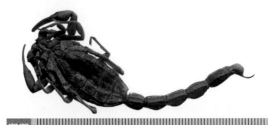

mm ||||||||||||||||||||||||||||||||||||||||||||||||||||||||||||||||

【来源】钳蝎科动物东亚钳蝎的干燥体。

【口诀】全蝎八足一尾带小钩。

【说明】1.八足：腹面有足4对。

2.一尾带小钩：尾部有锐钩状毒刺 。

【功效】辛，平；有毒。息风镇痉，攻毒散结，通络
止痛。

斑蝥

【来源】芫青科昆虫南方大斑蝥或黄黑小斑蝥的干燥体。

【口诀】斑蝥黑黄各三道。

【说明】**黑黄各三道**：斑蝥背面有黑色与黄色相间各3条横纹。

【功效】辛，热；有大毒。破血逐瘀，散结消癥，攻毒蚀疮。

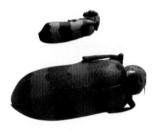

mm

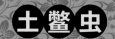

土鳖虫

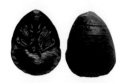

地鳖   冀地鳖

mm |||||||||||||||||||||||||||||||||||||||||||||||||||||||||||||||

【来源】鳖蠊科昆虫地鳖或冀地鳖的雌虫干燥体。

【口诀】土鳖环纹肚子瘪。

【说明】1.环纹：土鳖虫背板9节，呈覆瓦状排列，腹部有横环节。

2.肚子瘪：肚子中不能掺有其他异物，故肚子瘪。

【功效】咸，寒；有小毒。破血逐瘀，续筋接骨。

【验方】土鳖虫、水蛭等量研末装胶囊，每粒含生药0.25g，每次服4粒，一日3次，可治疗高血压。

九香虫

【来源】蝽科昆虫九香虫的干燥体。

【口诀】九香虫六角臭。

【说明】1.六角：九香虫呈六角状扁椭圆形。

2.臭：奇臭无比。

【功效】咸，温。理气止痛，温肾助阳。

【验方】九香虫、木香等份研末，每服3g，日二服，可治疗胃肠疼痛、胆绞痛。

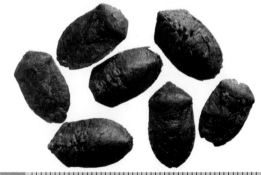

mm

蝉 蜕

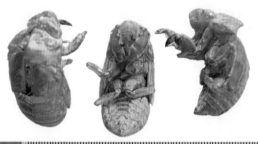

mm ||||||||||||||||||||||||||||||||||||||||||||||||||||||||||||||

【来源】蝉科昆虫黑蚱的若虫羽化时脱落的皮壳。

【口诀】蝉蜕虫壳十字裂。

【说明】1.虫壳：蝉蜕完整者成昆虫形空壳，表面黄棕色，半透明。

2.十字裂：胸部背面呈十字形裂开。

【功效】甘，寒。疏散风热，利咽开音，透疹，明目退翳，息风止痉。

【验方】蝉蜕10g，通草5g，生大黄9g（后下），水煎服，日一剂，分二服，治疗产后急性尿潴留。

蛇 蜕

【**来源**】游蛇科动物黑眉锦蛇、锦蛇或乌梢蛇等蜕下的干燥表皮膜。

【**口诀**】蛇蜕蛇蜕皮。

【**说明**】**蛇蜕皮：** 蛇蜕就是蛇在生长过程中退下的皮，圆筒形，薄膜状，有蛇身花纹。

【**功效**】咸、甘，平。祛风，定惊，解毒，退翳。

【**验方**】将完整的蛇蜕置于陈酸醋内浸泡，数日后取出剪成约5mm×8mm的小块，贴敷麦粒肿高起的局部，上盖浸有酸醋的棉片，固定，24小时换药1次，至痊愈为止。

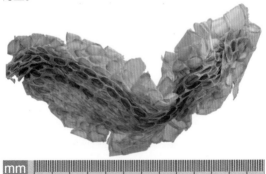

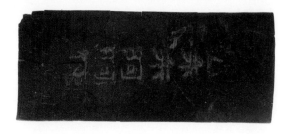

【**来源**】马科动物驴的干燥皮或鲜皮经煎煮、浓缩制成的固体胶。

【**口诀**】阿胶甜，易碎半透明。

【**说明**】1.阿胶甜：阿胶有甜味。

2.易碎：阿胶质脆易碎。

3.半透明：黑褐色，有光泽，对光照视呈棕色半透明状。

【**功效**】甘，平。补血，滋阴，润肺，止血。

乌梢蛇

【来源】游蛇科动物乌梢蛇的干燥体。

【口诀】乌梢蛇，背鳞偶数行，二四起棱线。

【说明】1.乌梢蛇：乌梢蛇背部纯黑色。

2.背鳞偶数行：乌梢蛇的背鳞行数为双数，如8行、10行、16行。这样，最中央就没有一行脊鳞，而是左右两行菱形鳞片在脊柱上交互"搭角"。

3.二四起棱线：乌梢蛇背中央2～4行鳞片强烈起棱，形成两条纵贯全体的黑线。

【功效】甘，平。祛风，通络，止痉。

【验方】乌梢蛇适量，白酒适量，以能淹过蛇体为度，浸泡10~15日。每服10ml，日二服，可治疗风湿痹痛。

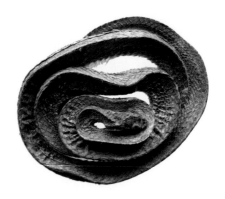

蕲蛇

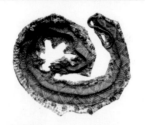

`cm` ||||||||||||||||||||||||||||||||||||||||||||||

【来源】蝰科动物五步蛇的干燥体。

【口诀】蕲蛇翘鼻头，方胜纹，念珠斑，佛指甲。

【说明】1. "翘鼻头"：蕲蛇头呈三角形而扁平，吻端向上。

2. "方胜纹"：背部两侧各有黑褐色与浅棕色组成的"Ｖ"形斑纹17～25个，其"Ｖ"形的两上端在背中线上相接。

3. "念珠斑"：腹鳞上有黑色类圆形的斑点单行排列，形似念珠。

4. "佛指甲"：尾部骤细，末端有三角形深灰色的角质鳞片1枚。

【功效】甘、咸，温；有毒。祛风，通络，止痉。

【验方】蕲蛇、全蝎、蜈蚣等份，研成细末，日服3g，治疗坐骨神经痛。

金钱白花蛇

【来源】眼镜蛇科动物银环蛇的幼蛇干燥体。

【口诀】金钱白花蛇六单。

【说明】1.白花蛇：金钱白花蛇身上黑白环相间，白环纹宽1~2枚鳞片，黑环纹宽3~5枚鳞片。

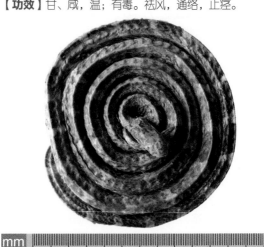

2.六：脊鳞（背部中间的一列鳞片）扩大成六角形。

3.单：尾下鳞单行。

【功效】甘、咸，温；有毒。祛风，通络，止痉。

mm

地 龙

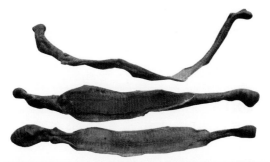

【来源】钜蚓科动物参环毛蚓、通俗环毛蚓、威廉环毛蚓或栉盲环毛蚓的干燥体。

【口诀】地龙蚯蚓去内脏。

【说明】**蚯蚓去内脏**：地龙就是蚯蚓除去内脏的干燥体。

【功效】咸，寒。清热定惊，通络，平喘，利尿。

【验方】地龙研成细粉，每服9g，日一次，可治疗邪热壅肺所致的哮喘。

蛤蚧

【来源】壁虎科动物蛤蚧的干燥体。

【口诀】蛤蚧尾要全，四足五趾有吸盘，吻鳞不切鼻孔。

【说明】1.<u>尾要全：</u>蛤蚧尾巴不能断，断了就没人要了。

2.<u>四足五趾有吸盘：</u>四足均有五趾，足趾底有吸盘。

3.<u>吻鳞不切鼻孔：</u>吻鳞不切（挨着）鼻孔。

【功效】咸，平。补肺益肾，纳气定喘，助阳益精。

【验方】蛤蚧1对，人参60g，研成细粉，每服6g，日三服，可治疗咳喘，年久不愈，动则心悸，呼吸困难，脉虚弱。

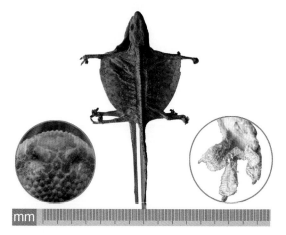

鸡内金

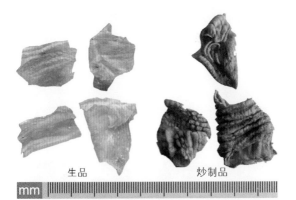

生品　　　　　　炒制品

【来源】雉科动物家鸡的干燥沙囊内壁。

【口诀】鸡内金一毫米角皱。

【说明】1.一毫米：鸡内金厚约1mm。

2.角皱：断面角质样，具明显条状皱纹。

【功效】甘，平。健胃消食，涩精止遗。

【验方】鸡内金4g，炒山药12g，共研细末，加适量红糖备用，加水煮沸成糊状，日一剂，分三服，可治疗消化不良。

蛤蟆油

【来源】蛙科动物中国林蛙雌蛙的输卵管，经采制干燥而得。

【口诀】蛤蟆油，滑腻感，泡胀棉花团。

【说明】1.滑腻感：蛤蟆油呈不规则块状，有光泽，手摸有滑腻感。

2.泡胀棉花团：用温水浸泡体积可膨胀，似棉花团。

【功效】甘、咸，平。补肾益精，养阴润肺。

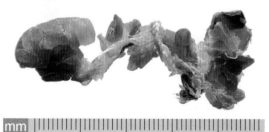

mm |||||||||||||||||||||||||||||||||||||||||||||||||||||||||||||||||||||

紫河车

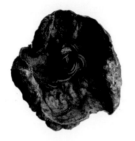 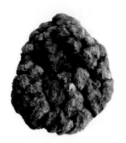

【来源】健康人的干燥胎盘。

【口诀】紫河车凹凸盘脐。

【说明】1.凹凸: 紫河车一面凹凸不平。

2.盘脐: 另一面有残余的脐带。

3.紫河车有腥气，表面黄色或黄棕色。

【功效】甘、咸、温。温肾补精，益气养血。

【验方】紫河车1具，焙干粉碎，每服3g，日三服，可治疗单纯性缺乳。

鹿茸

【来源】鹿科动物梅花鹿或马鹿的雄鹿未骨化密生茸毛的幼角。

【口诀】鹿茸皮砂眼。

【说明】1.皮：鹿茸片外层是一圈皮膜，有的能见到残存的细毛。

2.砂眼：大部分是骨松质，呈砂眼状小孔。

【功效】甘、咸，温。补肾阳，益精血，强筋骨，调冲任，托疮毒。

【验方】鹿茸20g，蛤蚧2对。蛤蚧置清水中浸透，去头足黑皮（勿损尾部），隔纸微火烤干；鹿茸切片微烤，共研粉，瓶装备用。每晚睡前用黄酒送服2g，可治疗阳痿。

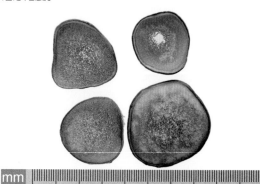

mm

鹿角霜

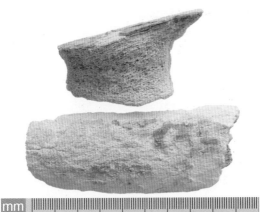

mm |||||||||||||||||||||||||||||||||||||||||||||||||||||||||||||||||||||||||

【来源】鹿角去胶质的角块。

【口诀】鹿角霜外密内酥。

【说明】1.外密：断面外层较致密，白色或灰白色。

2.内酥：内层有蜂窝状小孔，灰褐色或灰黄色，有吸湿性。

【功效】咸，温。温肾助阳，收敛止血。

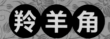

羚羊角

【来源】牛科动物赛加羚羊的角。

【口诀】羚羊角弓形弯，通天眼，合把，合槽。

【说明】1.弓形弯：羚羊角略呈弓形弯曲。

2.通天眼：全角呈半透明，对光透视，上半段中央有一条隐约可辨的细孔道直通角尖。

3.合把：隆起的环脊，间距约2cm，用手握之，四指正好嵌入凹处。

4.合槽：骨塞表面有突起的纵棱与其外面角鞘内的凹沟紧密嵌合。

【功效】咸，寒。平肝息风，清肝明目，散血解毒。

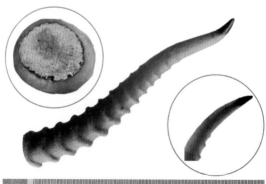

mm

水牛角丝

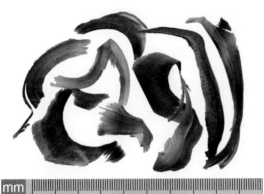

mm

【来源】牛科动物水牛的角。

【口诀】水牛角丝青黑弹。

【说明】**青黑弹**：水牛角丝青黑色，平滑有弹性，有细密平行纹理。

【功效】苦，寒。清热凉血，解毒，定惊。

龟甲

【来源】龟科动物乌龟的背甲及腹甲。

【口诀】龟甲胸腹板连线相等。

【说明】胸腹板连线相等：龟下甲腹面两对胸板间连线，与两对腹板间连线近等长。

【功效】咸、甘，微寒。滋阴潜阳，益肾健骨，养血补心。

【验方】鹿角5000g，龟甲2500g，枸杞450g，人参230g，制成胶，每服10g，日三服，可治疗血髓不足，手足厥冷，但欲寐。

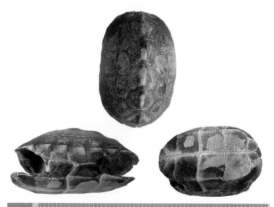

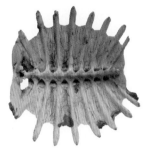
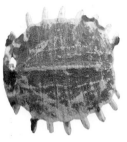

【来源】鳖科动物鳖的背甲。

【口诀】鳖甲八肋凹网纹。

【说明】1.八肋：两侧各有肋骨8条，伸出边缘。

2.网纹：外表面黑褐色或墨绿色，表面具细密的网状凹纹。

【功效】咸，微寒。滋阴潜阳，退热除蒸，软坚散结。

【验方】鳖甲15g，丹参15g，金钱草30g，大枣10个，水煎服，日一剂，分二服，可治疗胁肋胀痛，肝区肿大。

穿山甲

【来源】鲮鲤科动物穿山甲的鳞甲。

【口诀】穿山甲，弓形棱。

【说明】弓形棱：穿山甲内表面中部有1条明显突起的弓形横向棱线，棱线上缘与甲片之间有极窄的空间，能容指甲进入。这一点目前伪造品都未能达到，成为重要鉴别点。

【功效】咸，微寒。活血消癥，通经，下乳，消肿排脓。

【验方】穿山甲、肉桂研末，按6:4比例混合，瓶装备用，每服10g，日二服，可治疗前列腺增生。

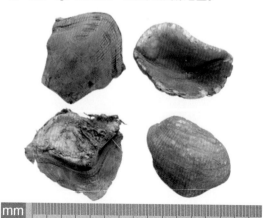

mm

石决明

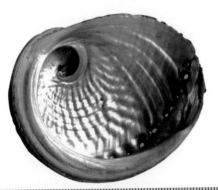

mm |||||||||||||||||||||||||||||||||||||||||||||||||||||||||||||||

【来源】鲍科动物杂色鲍、皱纹盘鲍、羊鲍、澳洲鲍、耳鲍或白鲍的贝壳。

【口诀】石决明，五彩光。

【说明】五彩光：石决明内表面光滑，呈红、绿、蓝、黄、白等多色混合的光彩。

【功效】咸，寒。平肝潜阳，清肝明目。

【验方】石决明12g，枸杞子10g，木贼草3g，水煎服，日一剂，分二服，可治疗肝肾阴亏，视物昏花、目暗不明甚或夜盲。

蛤壳

【来源】帘蛤科动物文蛤或青蛤的贝壳。

【口诀】蛤壳两面光。

【说明】两面光：内外两面光滑。

【功效】苦、咸，寒。清肺化痰，软坚散结。

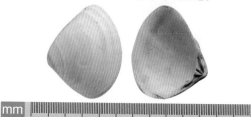

牡蛎

【来源】牡蛎科动物长牡蛎、大连湾牡蛎或近江牡蛎的贝壳。

【口诀】牡蛎薄层片。

【说明】薄层片：牡蛎由多层菲薄的层片叠合而成，断面呈层状，无光泽。

【功效】咸，微寒。重镇安神，潜阳补阴，软坚散结。

【验方】煅牡蛎、玄参、贝母各120g研末，制成10g蜜丸，每服一丸，日三服，可治疗颈部淋巴结肿大。

瓦楞子

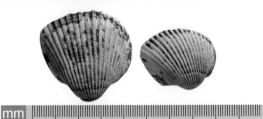

mm |||||||||||||||||||||||||||||||||||||||||||||||||||

【来源】蚶科动物毛蚶、泥蚶或魁蚶的贝壳。

【口诀】瓦楞子，放射肋。

【说明】放射肋：自壳顶至腹面有延伸的放射肋多条，放射肋似瓦楞。

【功效】咸，平。消痰软坚，化瘀散结，制酸止痛。

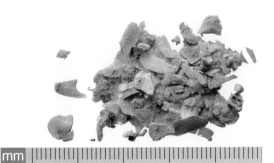

mm |||||||||||||||||||||||||||||||||||||||||||||||||||

桑螵蛸

【来源】螳螂科昆虫大刀螂、小刀螂或巨斧刀螂的干燥卵鞘。以上三种分别习称"团螵蛸"、"长螵蛸"及"黑螵蛸"。

【口诀】桑螵蛸，层层膜。

【说明】层层膜：桑螵蛸由多层膜状薄片叠成，表面浅黄褐色。

【功效】甘、咸，平。固精缩尿，补肾助阳。

【验方】桑螵蛸60g，益智仁30g，水煎服，日一剂，分二服，治疗肾虚不固的遗尿。

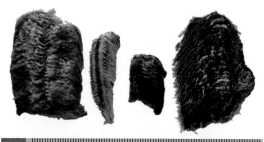

mm

海螵蛸

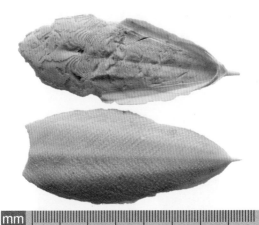

【来源】乌贼科动物无针乌贼或金乌贼的干燥内壳。

【口诀】海螵蛸腹面松软。

【说明】**腹面松软**：海螵蛸腹面有细密波状横层纹，质松软，用手指能搓下白色细粉。

【功效】咸、涩，温。固精止带，收敛止血，制酸止痛，收湿敛疮。

【验方】用海螵蛸、生大黄各研细粉，装入胶囊，凉开水送服3~5粒，日三服，可治疗胃及十二指肠溃疡等病引起的上消化道出血。

蟾酥

【**来源**】蟾蜍科动物中华大蟾蜍或黑眶蟾蜍的干燥分泌物。

【**口诀**】蟾酥作嚏。

【**说明**】作嚏：蟾酥气微腥，粉末嗅之令人作嚏。

【**功效**】辛，温；有毒。解毒，止痛，开窍醒神。

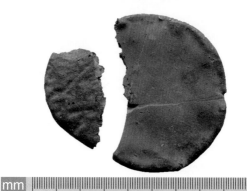

蜂 房

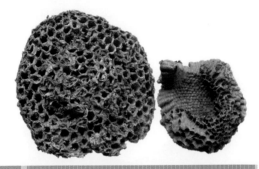

mm

【来源】胡蜂科昆虫果马蜂、日本长脚胡蜂或异腹胡蜂的巢。

【口诀】蜂房六角孔。

【说明】六角孔：腹面有多数整齐的六角形房孔。

【功效】甘，平。祛风，攻毒杀虫，祛风止痛。

【验方】蜂房、白芷各10g，烘干研末，加醋调成面团状，睡前敷于神阙穴，同时外盖纱布，用橡皮膏固定，日一次，治疗早泄。

珍珠母

【来源】蚌科动物三角帆蚌、褶纹冠蚌或珍珠贝科动物马氏珍珠贝的贝壳。

【口诀】珍珠母珠光。

【说明】**珍珠母珠光**：珍珠母内层具珍珠样光泽。

【功效】咸，寒。平肝潜阳，安神，定惊明目。

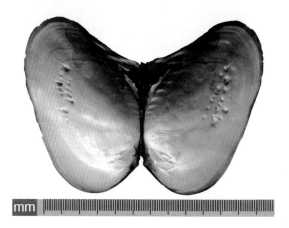

mm

珍 珠

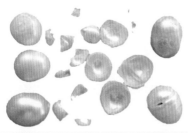

mm ||||||||||||||||||||||||||||||||||||||||||||||||||||||||

【来源】珍珠贝科动物马氏珍珠贝、蚌科动物三角帆蚌或褶纹冠蚌等双壳类动物受刺激而形成的珍珠。

【口诀】珍珠光泽与层纹。

【说明】1.光泽：珍珠表面闪烁特有的柔白光泽。

2.层纹：珍珠质坚硬，破碎面显层纹。

【功效】甘、咸，寒。安神定惊，明目消翳，解毒生肌。

【验方】直接将珍珠粉洒在伤口上，涂成薄薄的一层，如此每天换药一次，可治疗烧烫伤及外伤。

麝香

【来源】鹿科动物林麝、马麝或原麝成熟雄体香囊中的干燥分泌物。

【口诀】麝香看显微 。

【说明】麝香仁粉末用水合氯醛装片观察：呈淡黄色或淡棕色团块，由不定形颗粒状物集成，半透明或透明，团块中包埋或散有方形、柱形、八面体或不规则的晶体，并可见油滴，偶见毛及皮膜组织。

【功效】辛，温。开窍醒神，活血通经，消肿止痛。

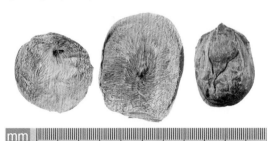

十、矿石类

朱 砂

【来源】硫化物类矿物辰砂族辰砂，主含硫化汞（HgS）。

【口诀】朱砂朱砂重。

【说明】1.朱：朱砂呈鲜红色或暗红色，不染手。

2.砂：沙子状颗粒，有光泽。

3.重：质重。

【功效】甘、微寒；有毒。清心镇惊，安神解毒。

【验方】朱砂30g，法半夏15g，丁香、生甘草各6g，冰片0.6g，制成散剂，每服1g，日二服，治疗实热证呕吐。

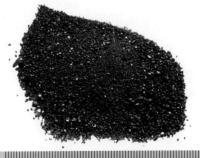

mm

雄 黄

【来源】硫化物类矿物雄黄族雄黄，主含二硫化二砷（As_2S_2）。

【口诀】雄黄条痕橘红色。

【说明】条痕橘红色：雄黄表面深红色或橙红色，条痕（即粉末）淡橘红色。

【功效】辛、温；有毒。解毒，杀虫。

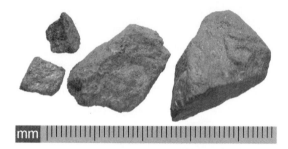

mm |||||||||||||||||||||||||||||||||||||||||||||||||||||||||||||

石膏

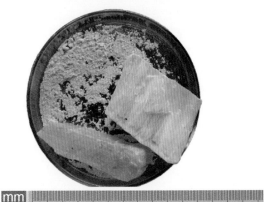

mm

【来源】硫酸盐类矿物硬石膏族，主含含水硫酸钙（$CaSO_4 \cdot 2H_2O$）。

【口诀】石膏绢刻。

【说明】1.绢：石膏有绢丝样光泽。

2.刻：指甲能刻划。

【功效】甘、辛，大寒。生用：清热泻火，除烦止渴；煅用：敛疮生肌，收湿，止血。

【验方】石膏30g，研细，香油调和为膏，将膏敷于患处，可治疗烧烫伤。

芒硝

【来源】硫酸盐类矿物芒硝族芒硝，经加工精制而成的结晶体，主含含水硫酸钠（$Na_2SO_4 \cdot 10H_2O$）。

【口诀】芒硝咸透明。

【说明】1.咸：芒硝味咸。

2.透明：无色透明或类白色半透明。

【功效】咸，苦，寒。泻下攻积，润燥软坚，清热消肿。

【验方】芒硝100g，海金沙100g，苏琥珀40g，南硼砂20g，共为细末，装瓶备用，每服5~10g，日三服，可治疗砂石淋。

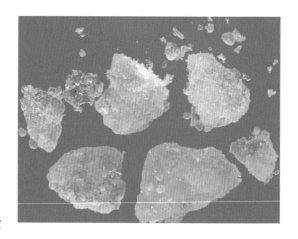

自然铜

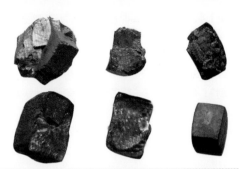

mm |||||||||||||||||||||||||||||||||||||||||||||||||||||||

【来源】硫化物类矿物黄铁矿族黄铁矿，主含二硫化铁（FeS_2）。

【口诀】自然铜条痕绿黑红。

【说明】条痕绿黑红：自然铜表面亮淡黄色,条痕绿黑色或棕红色。

【功效】辛，平。散瘀，接骨止痛。

磁 石

【来源】氯化物类矿物尖晶石族磁铁矿，主含四氧化三铁（Fe_3O_4）。

【口诀】磁石黑，有磁性。

【说明】1.磁石黑：磁石灰黑色，条痕黑色。

2.有磁性：磁石有磁性，棱角处常吸有粉末状铁粉，能吸起曲别针、大头针。

【功效】咸，寒。镇惊安神，平肝潜阳，聪耳明目，纳气平喘。

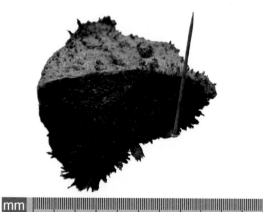

mm |||||||||||||||||||||||||||||||||||||||||||||||||||||||||

赭石

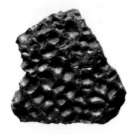 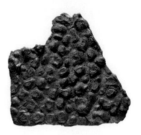

【来源】氧化物类矿物刚玉族赤铁矿，主含三氧化二铁（Fe_2O_3）。

【口诀】赭石红，钉头对凹窝。

【说明】1.赭石红：赭石暗棕红色，条痕樱桃红色或红棕色。

2.钉头对凹窝：一面多有圆形的突起，习称"钉头"；另一面与突起相对应处有同样大小的凹窝。

【功效】苦，寒。平肝潜阳，重镇降逆，凉血止血。

【验方】赭石45g，夏枯草、法半夏、车前草各18g，水煎服，日一剂，分二服，可治疗肝阳上亢所致的头目眩晕、目胀耳鸣。

炉甘石

【来源】碳酸盐类矿物方解石族菱锌矿，主含碳酸锌（$ZnCO_3$）。

【口诀】炉甘石多孔吸舌。

【说明】**多孔吸舌**：炉甘石灰白色或淡红色，表面粉性，多孔似蜂窝状，体轻易碎，有吸舌感。

【功效】甘，平。解毒明目退翳，收湿止痒敛疮。

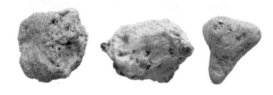

mm

青礞石

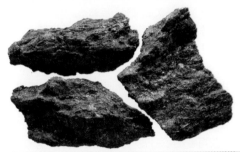

mm ||||||||||||||||||||||||||||||||||||||||||||||||||||||||||||||||||||

【来源】变质岩类黑云母片岩或绿泥石化云母碳酸盐片岩。

【口诀】青礞石青黑色，闪星点。

【说明】1.青黑色：青礞石碎粉主为绿黑色鳞片，有时夹有银色或淡黄色鳞片。

2.闪星点：有似星点状闪光。

【功效】甘、咸，平。坠痰下气，平肝镇惊。

滑 石

【来源】硅酸盐类矿物滑石族滑石。

【口诀】**滑石滑**。

【说明】**滑石滑**：滑石白色，具蜡样光泽，有滑手感。滑石粉洁白细腻。

【功效】甘、淡、寒。利尿通淋，清热解暑，收湿敛疮。

【验方】滑石100g，冰片30g，枯矾40g，研成细末备用。先将患处用凉开水洗净擦干，把药均匀撒在患处，日3次，可治疗阴囊湿疹。

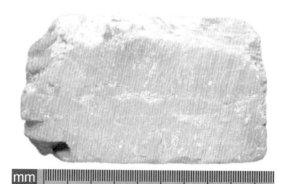

硫 黄

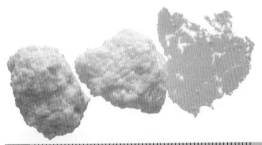

mm |||||||||||||||||||||||||||||||||||||||||||||||||||

【来源】自然元素类矿物硫族自然硫或用含硫矿物经加工制得。

【口诀】硫黄黄，脂肪光，特异臭。

【说明】1.硫黄黄，脂肪光：硫黄黄色或略呈绿黄色。呈脂肪光泽。

2.特异臭：有特异的臭气。

【功效】酸，温；有毒。外用解毒杀虫疗疮；内服补火助阳通便。

白矾

【来源】硫酸盐类矿物明矾石经加工提炼结晶制成，主含含水硫酸铝钾[KAl(SO$_4$)$_2$·12H$_2$O]。

【口诀】白矾酸涩。

【说明】<u>酸涩：</u>白矾透明或半透明，味酸极涩。

【功效】酸、涩、寒。外用解毒杀虫，燥湿止痒；内服止血，止泻，化痰。

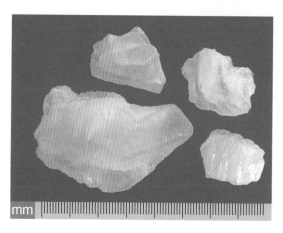

赤石脂

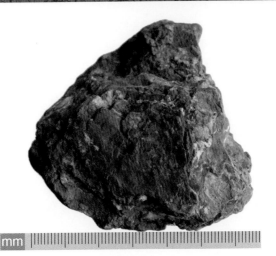

mm

【来源】硅酸盐类矿物多水高岭石族多水高岭石。

【口诀】赤石脂，赤软滑。

【说明】1.赤：赤石脂粉红色至紫红色或红白相间。

2.软滑：质软，易碎。手摸有滑腻感。

【功效】甘、酸、涩，温。涩肠止泻，收敛止血，敛疮生肌。

【验方】赤石脂、白及研成细粉，按1:1比例配制,温开水调成糊状空腹服用，可治疗上消化道出血，大便色黑。

玄明粉

【来源】芒硝经风化干燥制得。

【口诀】玄明粉，白咸吸湿。

【说明】白咸吸湿：玄明粉为白色粉末。味咸，有吸湿性。

【功效】咸、苦，寒。泻热通便，润燥软坚，清火消肿。

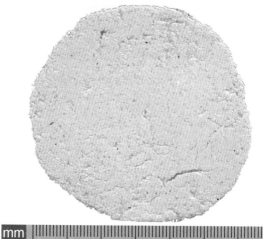

钟乳石

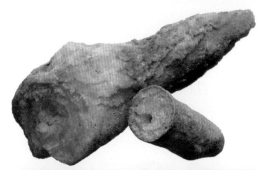

mm

【来源】碳酸盐类矿物方解石族方解石，主含碳酸钙（$CaCO_3$）。

【口诀】钟乳同心纹。

【说明】1.钟乳：钟乳状集合体，断面较平整。

2.同心：白色至淡灰白色近中心常有一圆孔，圆孔周围有浅橙黄色同心环层。

【功效】甘，温。温肺，助阳，平喘，制酸，通乳。

禹余粮

【来源】氧化物类矿物褐铁矿的矿石，主含碱式氧化铁[FeO(OH)]。

【口诀】禹余粮，棕分层。

【说明】棕分层：禹余粮表面红棕色或浅棕色，断面多显深棕色与淡棕色或浅黄色相间的层纹。各层硬度不同，质松部分指甲可划动。

【功效】甘、涩，微寒。涩肠止泻，收敛止血。

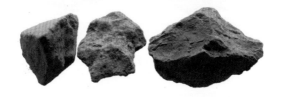

mm

金礞石

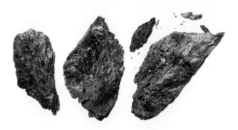

【来源】变质岩类蛭石片岩或水黑云母片岩。

【口诀】金礞石，碎金滑。

【说明】**碎金滑**：金礞石质脆，用手捻之，易碎成金黄色闪光小片。具滑腻感。

【功效】甘、咸，平。坠痰下气，平肝镇惊。

紫石英

【来源】氟化物类矿物萤石族萤石，主含氟化钙（CaF₂）。

【口诀】紫石英紫绿玻璃光。

【说明】绿玻璃光：紫石英紫色或绿色，深浅不均，条痕白色。半透明至透明，有玻璃样光泽。

【功效】甘，温。镇心安神，温肺，暖宫。

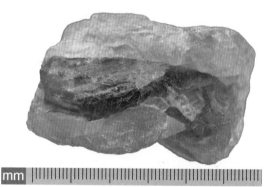

mm |||||||||||||||||||||||||||||||||||||||||||||||||||||||

十一、其他类

青黛

【来源】爵床科植物马蓝、蓼科植物蓼蓝或十字花科植物菘蓝的叶或茎叶经加工制得的干燥粉末或团块。

【口诀】青出于蓝轻于水。

【说明】1.青出于蓝：青黛是从菘蓝、马蓝等"蓝"类植物的叶中提取的深蓝色粉末。

2.轻于水：青黛体轻，可飘在水面上。若放到水中有许多沉淀物便有掺假。

【功效】咸，寒。清热解毒，凉血消斑，清肝泻火，定惊。

【验方】青黛30g，蛤壳300g，研成细粉混合，每服6g，日一次，可治疗肝火犯肺咳嗽吐痰、胸胁作痛。

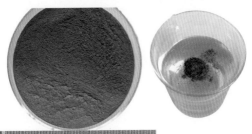

儿茶

【来源】豆科植物儿茶的去皮枝、干的干燥煎膏。

【口诀】儿茶苦涩。

【说明】<u>苦涩</u>：儿茶味苦涩。

【功效】苦、涩，微寒。活血疗伤，止血生肌，收湿敛疮，清肺化痰。

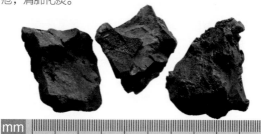

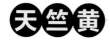

天竺黄

【来源】禾本科植物青皮竹或华思劳竹等秆内的分泌液干燥后的块状物。

【口诀】天竺黄粘舌。

【说明】<u>粘舌</u>：天竺黄吸湿性强，舔之可粘到舌上。

【功效】甘、寒。清热豁痰，清心定惊。

淡豆豉

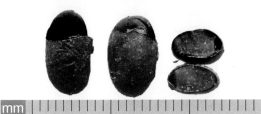

【来源】豆科植物大豆的成熟种子的发酵加工品。

【口诀】淡豆豉，黑豆疏松有白斑。

【说明】**黑豆疏松有白斑**：淡豆豉就是发酵的黑豆，质地疏松，表面散布白色斑块，显微镜下可见菌丝。

【功效】苦、辛，凉。解表，除烦，宣发郁热。

【验方】淡豆豉30g，水煎服，可治疗血尿疼痛。

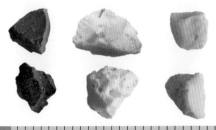

五倍子

【来源】漆树科植物盐肤木、青麸杨或红麸杨叶上的虫瘿，主要由五倍子蚜寄生而形成。

【口诀】五倍子角质涩。

【说明】1.角质：断面角质样。

2.涩：味涩。

【功效】酸、涩，寒。敛肺降火，止咳止汗，涩肠止泻，固精止遗，收敛止血，收湿敛疮。

【验方】五倍子焙黄研细末，用温水调成糊状，睡前敷于患儿脐中，外用胶布贴紧，不使漏气，连用1周左右，可治疗小儿盗汗、自汗。

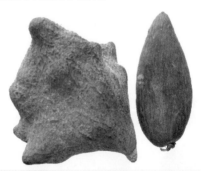

mm

冰 片

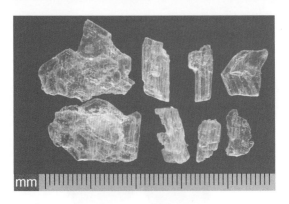

【来源】樟脑、松节油等化学原料经化学合成而得的结晶状物。

【口诀】冰片凉香。

【说明】凉香: 冰片有浓烈辛凉香气。

【功效】辛、苦，微寒。开窍醒神，清热止痛。

【验方】取冰片0.3g，加入1个鸡蛋的蛋白混合(宜临时配制，不宜久贮)。用时先嘱患者用0.02％呋喃西林溶液漱口，用棉签擦干患部后涂以冰片蛋白，每日4～5次，可治疗口腔溃疡。

胆南星

【来源】制天南星的细粉与牛、羊或猪胆汁经加工而成，或为生天南星细粉与牛、羊或猪胆汁经发酵加工而成。

【口诀】胆南星腥苦。

【说明】**胆南星腥苦**：胆南星棕黄色、灰棕色或棕黑色，气微腥，味苦。

【功效】苦、微辛，凉。清热化痰，息风定惊。

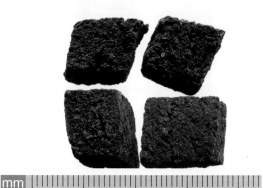

mm |||||||||||||||||||||||||||||||||||||||||||||||||||||||||

海金沙

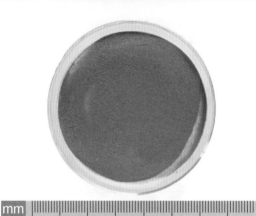

mm |||||||||||||||||||||||||||||||||||||||||||||||||||||||||||

【来源】海金沙科植物海金沙的干燥成熟孢子。

【口诀】海金沙细滑火爆。

【说明】1.细滑：海金沙是细小的孢子，手捻光滑易由指缝滑落。

2.火爆：火烧有闪光及爆鸣声，不留灰烬。

【功效】甘、咸，寒。利尿通淋，止痛。

谷芽

【来源】禾本科植物粟的成熟果实经发芽干燥而得。

【口诀】谷芽粟，有须根。

【说明】谷芽粟，有须根：谷芽就是发芽的粟，一端有须根或须根痕，另端偶见萎缩的芽。

【功效】甘，温。消食和中，健脾开胃。

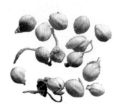

稻芽

【来源】禾本科植物稻的成熟果实经发芽干燥而得。

【口诀】稻芽水稻有须根。

【说明】水稻有须根：稻芽就是发芽的水稻，一端有须根或须根痕，另端偶见萎缩的芽。

【功效】甘，温。和中消食，健脾开胃。

麦芽

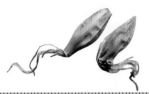

mm ||||||||||||||||||||||||||||||||||||||||||||||||||||||||

【来源】禾本科植物大麦的成熟果实经发芽干燥而得。

【口诀】**麦芽大麦有须根。**

【说明】<u>大麦有须根</u>：麦芽就是发芽的大麦，一端有须根或须根痕，另端偶见萎缩的芽。

【功效】甘、平。消食健胃，回乳消胀。

【验方】熟地、当归、白芍各6g，炒麦芽60g，水煎服，日一剂，分二服，可用于回乳。

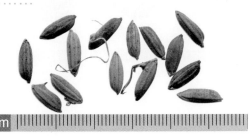

mm ||||||||||||||||||||||||||||||||||||||||||||||||||||||||

芦荟

【来源】百合科植物库拉索芦荟、好望角芦荟或其他同属近缘植物叶的汁液浓缩干燥物。

【口诀】芦荟褐苦。

【说明】**褐苦**：芦荟呈褐色、深褐色或暗红褐色，味极苦。

【功效】苦，寒。泻下通便，清肝，杀虫。

【验方】芦荟研成细末，每服2～3g，日2服，可治疗热结便秘。

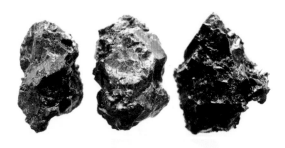

mm |||||||||||||||||||||||||||||||||||||||||||||||||||||

索引

417

419